图书在版编目（CIP）数据

《备急千金要方》译介 / 曲倩倩，李永安，李亚军
著. -- 北京 ：人民卫生出版社，2024. 7. -- ISBN 978-
7-117-36542-0

Ⅰ. R289.342；H315.9

中国国家版本馆 CIP 数据核字第 2024HR3589 号

人卫智网	www.ipmph.com	医学教育、学术、考试、健康，购书智慧智能综合服务平台
人卫官网	www.pmph.com	人卫官方资讯发布平台

《Beiji Qianjin Yaofang》Yijie

著　　者：曲倩倩　李永安　李亚军
出版发行：人民卫生出版社（中继线 010-59780011）
地　　址：北京市朝阳区潘家园南里 19 号
邮　　编：100021
E‑mail：pmph @ pmph.com
购书热线：010-59787592　010-59787584　010-65264830
印　　刷：北京瑞禾彩色印刷有限公司
经　　销：新华书店
开　　本：710×1000　1/16　印张：14
字　　数：168 千字
版　　次：2024 年 7 月第 1 版
印　　次：2024 年 8 月第 1 次印刷
标准书号：ISBN 978-7-117-36542-0
定　　价：49.00 元
打击盗版举报电话：010-59787491　E‑mail：WQ @ pmph.com
质量问题联系电话：010-59787234　E‑mail：zhiliang @ pmph.com
数字融合服务电话：4001118166　E‑mail：zengzhi @ pmph.com

Study on
Bei Ji Qian Jin Yao Fang
from the Perspective of
Medio-translatology

著◎曲倩倩 李永安 李亚军

《备急千金要方》

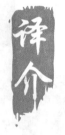

译介

人民卫生出版社
·北京·

教育部人文社会科学研究青年基金项目

"孙思邈《备急千金要方》海外翻译研究"

（21YJC740041）

陕西省社会科学基金项目

"孙思邈《千金方》食疗名物译释方法研究"

(2020K015)

前言

　　"译介"这一术语,并不完全等同于字面意义上的"翻译与评介",根据我国译介学创建者谢天振先生最新的解释:"所谓译介学,既有对'译'即'翻译'的研究,更有对'介'即文学文化的跨语言、跨文化、跨国界的传播和接受等问题的研究。"另据谢天振先生在其 2020 年出版的《译介学概论》中所言:"译介学并没有相对应的固定英语术语。"最初他使用"translation studies"这一较为宽泛的术语,也有学者将其翻译为"transcreation studies",从目前来看,谢天振先生本人,还有其他一些学者,倾向于使用"medio-translatology"作为"译介学"的英文术语,本书也采用了后者。

　　译介学自 20 世纪末构建发展至今,逐渐从关注比较文学、文学翻译拓展为文化翻译、翻译服务、翻译学科建设等研究方向,基于这一不断发展而又具有中国特色的、跨学科的理论体系,本书将译介视野延伸至中医典籍《备急千金要方》(以下简称《千金要方》),既探究其"译"的研究,又对其"介"的古今情况进行了梳理。

　　本书第一章在前人既有的研究基础上,对写就《千金要方》的"药王"孙思邈从"知人论世"的古代文论视角展开研究,论述了《千金要方》的创新之处与研究价值,并对其在朝鲜、日本以及西方等国的传播、接受及其产生的影响等方面进行了梳理。

第二章主要就《千金要方》的版本流传、清代张璐《千金方衍义》对《千金要方》的注释阐发,以及《千金要方》文献校勘、小字注文等文献特色进行了概述。

第三章作者结合丰富的译例,探讨了微观层面的"怎么译"的问题,即聚焦于具体的中医典籍"翻译方法"开展研究,从中医典籍的书名翻译方法、文化负载词翻译方法、病证名及方剂名的翻译方法等方面着手,结合海外学者 Sabine Wilms 翻译的《备急千金要方·少小婴孺方》中的译例展开,还涉及中医书名、病名、方剂名等基本术语,基本涵盖了理、法、方、药四个方面的讨论。

第四章则从宏观层面分析了"为什么这么译",从相关的译介学、中西阐释学等理论出发,分析了国家、译者、读者等译介主体性,初步讨论了典籍翻译的译入与译出行为,尤其是中医典籍翻译近百年历史进程中的译出行为,思考中医典籍外译时,怎样才能够更好地讲述"中医故事",在全球化背景下如何体现区别于西方话语范式的中医典籍外译学术话语体系。

第五章则是对我国第一个食治专篇《千金要方·食治》的译介方法讨论,从爬梳中医"食养""食疗"思想的缘起与发展、食疗思想的传播与影响入手,结合中国传统阐释学理论,将食疗名物词根据不同特点进行分类、译释,这在学界内或许是第一个《千金要方·食治》食疗名物词的译释实践尝试。

总体而言,学界有关孙思邈及其《千金要方》的研究已粲然可观、硕果累累,然而《千金要方》的翻译与研究进展并不容乐观,国内外学界目前仅有Sabine Wilms博士翻译的英语节译本,且与这一海外节译本相关的研究成果为数甚少,作者因而作出尝试和探索,期待能够抛砖引玉,引起学界对《千金要方》对外译介研究的更多关注。另外,作者提出的一些观点不一定很成熟,尤其针对《千金要方》海外传播与影响方面的资料收集还不够全面,可以作为后续研究的方向,延伸开展《千金要方》在更多国家和地区的传播研究。如若有幸,希望能与国内外学者一道,"讲好中医故事,传播好中国声音",将更多中医典籍进行对外译介,共同建构中医药的中国话语对外译介学术体系。

曲倩倩

2024 年 6 月

目录

第一章

《备急千金要方》海内外传播与影响

第一节

知人论世——"药王"孙思邈

《备急千金要方》题记：

> 吾见诸方部帙浩博，忽遇仓卒，求检至难，比得方讫，疾已不救矣。呜呼！痛夭枉之幽厄，惜堕学之昏愚，乃博采群经，删裁繁重，务在简易，以为《备急千金要方》一部，凡三十卷。虽不能究尽病源，但使留意于斯者，亦思过半矣。以为人命至重，有贵千金，一方济之，德逾于此，故以为名也。

> ——《备急千金要方》序

一、知人论世——孙思邈及其《备急千金要方》

蔡元培先生在他的著作中说过："读古人之书，不可不知其人，论其世。"也就是古代文学理论中的"知人论世"，这一理论源于《孟子》："颂其诗，读其书，不知其人，可乎？是以论其世也，是尚友也。"这本是孟子关于交友方法和修身原则的论述，后逐渐发展成为评论诗文的方法，意思是说：读一个人的文章、著作等作品时,必须了解作者的身世、经历、思想、为人品格和创作动机,以及所处的时代背景。一个人的作品和思想与其所处的时代背景有着极为密切的关系,尤其是今日今时之人,在阅读、品鉴、研究古人的作品时,只有"知其人、论其世",才能相对客观、准确地理解和把握古人的作品,进而寻求其对当下现实意义的关照,挖掘其研究价值及其对于当今社会的启示。因而,对孙思邈及其《备急千金要方》(以下简称《千金要方》)展开研究时,首先需要依据"知人论世"之论,对孙思邈的一生及其所处的时代背景进行了解。

孙思邈(581—682),唐代京兆华原(今陕西省铜川市耀州区)人,著名医药学家。他自幼多病,家人为其看病而倾尽家产,因而他立志从医。幼年时便聪明过人,崇尚老庄、通百家之说,《旧唐书》称其"弱冠,善谈庄老及百家之说,兼好释典",后被尊为"孙真人"。孙思邈一生无欲无求,淡泊名利,他多次婉拒隋、唐两朝帝王之邀,谢绝入仕为官。孙思邈一生致力于药物研究,行医采药、为民治病,足迹遍布全国各地。他十分重视民间医疗经验,被后世誉为"药王"。因其曾在今陕西省铜川市耀州区城东的北五台山隐居,后世为了纪念他,改称此山为"药王山"。始建于唐朝时期的药王庙迄今尚存,于 20 世纪 90 年代重建时,改名"孙思邈纪念馆"。

孙思邈传世的两部重要医学著作为《备急千金要方》和《千金翼方》,目前学界将这两部医学著作合称为《千金方》。其书名正如他在《千金要方》的序中所言:"人命至重,有贵千金,一方济之,德逾于此,故以为名也。"《千金要方》共 30 卷,分 232 门,合方论 5 300 余首,全书约 53 万字。第一卷为医学总论,主要论述医德、本草、制药等;之后分列临床各科,计妇科 3 卷、儿科 1 卷、五官科 1 卷、内科 15 卷(其中 10 卷按脏腑分述)、外科 2 卷;另有解毒备急 2 卷,食治养性 2 卷,脉学 1 卷及针灸 2 卷。从以上所列各科排序可以看出,孙思邈与以往医家不同,他尤其重视妇、儿分科论治,将妇科、儿科置于首要位置,认为"夫生民之道,莫不以养小为大……古今斯方,先妇人、小儿,而后丈夫、耆老者,则是崇本之义也",一改往日医家更重视男子诊疗的传统。另外,他还特别重视小儿的养育之道,主张对待小儿不宜过分严苛,也不宜太过散漫,应以"中庸"之法为主,十岁以下不宜"苦精功程",因为过于聪慧、思虑过多不利于健康,"大器晚成者"更易健康长寿。以下引用了《千金要方》和《千金翼方》中的两段论述,对于当今社会依然具有现实关照和反思意义。

《千金要方卷五·少小婴孺方·初生出腹第二》:"论曰:儿三岁以上,十岁以下,视其性气高下,即可知其夭寿大略。儿小时识悟通敏过人者,多夭,大则顶、颜回之流是也。小儿骨法成就威仪回转迟舒稍费人精神雕琢者,寿。其预知人意回旋敏速者,亦夭,即杨修、孔融之徒是也。由此观之,夭寿大略可知也,亦犹梅花早发不睹岁寒,甘菊晚成,终于年事,是知晚成者,寿之兆也。"

《千金翼方卷第十一·小儿·小儿杂治法第二》:"文王父母有胎教之法,此圣人之道,未及中庸,是以中庸养子,十岁以下,依礼国小,而不得苦精功程,必令儿失心惊惧,及不得苦行杖罚,亦令儿得癫痫。此事大可伤怛。但不得大散大漫,令其志荡。亦不得称赞聪明,尤不得诽毁小儿。十一以上,得渐加严教。此养子之大经也。不依此法,令儿损伤,父母之杀儿也,不得怨天尤人。"

二、孙思邈的伟大成就

《千金要方》成书于唐高宗永徽三年(652 年),正值盛唐时期,可以说是代表了当时的医学最高成就,这与唐朝时期的经济、文化、科学技术等领域的发展息息相关。隋唐时期,朝廷高度重视医药发展。隋朝时便有了较为完备的医事制度,设置太医署,以及医学、按摩、祝禁博士,并首设"少小"科,使小儿病诊治走向专门化,为儿科学专科的形成奠定了基础,分科论治呈现雏形。孙思邈正逢这样的一个盛世,使他能够对于中医药学兼收并蓄、继承创新,并积极吸收印度等其他外来医学文化。他全面总结了唐代以前的医学经验,例如他在《千金要方》中第一次较为完善地提出了使用"系统论"的方式来对待病种归类,用"五脏六腑"的脏腑区域对各类病种进行分类,为后人提供了具有创新性的且较为完善的病种认知方法;孙思邈还对《伤寒论》进行了细致的研究与发展,他在《千金要方》中有不少大段重复《伤寒论》序言的部分,并对《伤寒论》的一些著名方剂,如麻黄汤、桂枝汤及大小青龙汤等,进行阐释发挥,这一点在清朝张璐所著的《千金方衍义》中也能得到印证。

在总结前人研究的基础上,孙思邈也开创了多项"第一":

第一个完整论述"医德"的医者;

第一个倡导妇、儿分科论治的医者;

第一个麻风病专家;

第一个提出"阿是穴"的医者;

第一个使用动物肝脏治疗眼疾的医者;

第一个"食治"专篇问世……

这些都是"药王"孙思邈为后人津津乐道的伟大成就,然而其成就以及对海内外的影响远不止于此。正如海外知名中医翻译家文树德(P. U. Unschuld)在其著作 *Medicine in China：Historical Artifacts and Images* 所言："Sun Simiao is one of the most, if not the most, interesting figures in the history of Chinese medicine. To posterity, he left voluminous formularies that have been influential until the present. "

　　目前学界对《千金要方》既有的研究涵盖"大医精诚"代表的医学伦理学价值、"治未病"思想、伤寒学术思想、生命哲学思想、"养生"学说、食疗、妇科、儿科、男科、养老思想、本草、制药、针灸、美容、膏摩等十几个方面,足见其"方多法广"、包罗万象的特点。《千金要方》在国外被誉为"人类之至宝",它并非只是一本简单的治病方书,而是集唐代以前诊治经验之大成,是我国第一部百科全书式的医学典籍,流传 1 300 余年来,经久不衰。其所用方药、养生、食疗等方法至今仍应用于临床,既体现出其具有普济世人的医学性,又有中国典籍论著的哲学性、文学性,也体现了他所处的唐朝"中古"时代既继承发展又兼收并蓄、开拓创新的鲜明特征,其"大医精诚""人贵千金"等理念历久弥新,更加彰显其当今价值。

《备急千金要方》创新之处与研究价值

　　孙思邈所著《千金要方》总结了唐以前的医学成就,书中引经据典,多次引用《易经》《诗经》《左传》《黄帝内经》《神农本草经》《伤寒杂病论》《肘后备急方》《诸病源候论》等中国典籍作为理论论述的支撑,在用药治方时更常常从张仲景的经方中变化演绎,正如他在"序言"中所述:"乃博采群经,删裁繁重,务在简易。"《千金要方》较为突出的特点是不拘泥于古,在前人研究的基础上开拓创新,从以下几个方面可窥一斑。

一、崇尚医德,提出"大医精诚"

　　《千金要方》卷一以"论大医习业第一"开篇,并指出:"凡欲为大医,必须谙《素问》《甲乙》《黄帝针经》《明堂流注》、十二经脉、三部九候、五脏六腑、表里孔穴、《本草》《药对》,张仲景、王叔和、阮河南、范东阳、张苗、靳邵等诸部经方，又须妙解阴阳禄命，诸家相法，及灼龟五兆，《周易》六壬，并须精熟，如此乃得为大医。"由此，孙思邈定义了"大医"的概念，强调了大医须"博极医源"，注重熟知并继承已有的优秀医学典籍。另外，还要"涉猎群书"，须读五经、三史、诸子、《黄帝内经》《庄子》《老子》等文学、哲学、史学、医学典籍，方能"于医道无所滞碍，尽善尽美矣"。在"论大医精诚第二"中，孙思邈重点论述了"精"和"诚"两方面："精"主要强调"学者必须博极医源，精勤不倦，不得道听途说，而言医道已了，深自误哉"；"诚"则体现在大医治病"必定安神定志，无欲无求，先发大慈恻隐之心，誓愿普救生灵之苦"，大医之体"欲得澄神内视，望之俨然，宽裕汪汪，不皎不昧"，为医之法"不得多语调笑，谈谑喧哗，道说是非，议论人物，炫耀声名……"

"精诚"二字是孙思邈结合我国古典文献，提炼升华而提出，闪耀着他饱学诸子百家、深谙经典老庄之道的智慧结晶。《庄子·渔夫》中曾言："真者，精诚之至也，不精不诚，不能动人。"《中庸》有云："诚者，天之道也；诚之者，人之道也。诚者不勉而中，不思而得，从容中道，圣人也。诚之者，择善而固执之者也。"汉代王充《论衡·感虚篇》中亦言："精诚所至，金石为开"，流传至今。因此，孙思邈认为"大医"须先饱读群书，才能做到既晓"医道"，又谙"天道""人道"，方能做到"精诚"。"大医精诚"这四个字高度凝练，言简义博，被后世奉为圭臬。从东西方比较视野来看，孙思邈"大医精诚"代表的中国传统医学伦理与古希腊的《希波克拉底誓言》可堪媲美，是中西医学界共通共识的医学伦理价值观。尽管中西方文化不尽相同，但在"医德"伦理价值方面可谓"人同此心，心同此理"。孙思邈在《千金要方》中关于"大医习业"和"大医精诚"的论述影响至今，其医学伦理在当今世界仍然彰显宝贵价值。

二、重视妇孺，首创妇、儿分科论治

《千金要方》卷二、三、四为"妇人方"，卷五为"少小婴孺方"，分上、下两部分，卷二至卷五紧跟在卷一总论之后，体现了孙思邈对妇、儿诊治尤为重视。"少小婴孺方·序例第一"中的开篇论述："夫生民之道，莫不以养小为大，若无于小，卒不成大。故《易》称积小以成大；《诗》有厥初生民；《传》曰声子生隐公。此之一义，即是从微至著，自少及长，人情共见，不待经史，故今斯方先妇人小儿，而后丈夫耆老者，则是崇本之义也。"孙思邈对妇人、小儿的诊治着墨较多，且置于男人、老人的诊治之前，是不同于其他医家的一种创新。《千金要方·妇人方》包括求子、妊娠、分娩、难产、产后病、妇科病等方面，合药方540余首，先对妇产科的疾病、孕妇卫生、孕妇禁忌进行翔实论述，后论述临床注意要点以及产后护理等各个方面，研究可谓具体深入，并首倡妇、儿单独成科，分科论治。正如他在《千金要方·妇人方》卷二开篇所言："论曰：妇人之别有方者，以其胎任生产崩伤之异故也。是以妇人之病，比之男子十倍难疗……所以妇人别立方也。"唐代以前史料记载中虽然有论述妇人病及诊治，但并没有提出设立妇产科专科，孙思邈《千金要方》则是明确提出倡导妇、儿分科论治，同时他也是我国古代第一位系统论述小儿养护与保健的医家，开创了中医学妇幼保健领域诸多先河。

我国中医儿科学已有两千多年的历史，远远早于19世纪才发展起来的西方儿科学，涉及儿科的中医药古籍也相当丰富。根据史料，与儿科相关的最早的文献可追溯至殷商甲骨文的卜辞，记载了儿科病名,如"魉""蛊"。马王堆出土的《五十二病方》中记载了"婴儿病痫"等疾病,《黄帝内经》也有关于小儿疾病(如腹泻、癫痫等)的记载;春秋战国时期名医扁鹊曾被呼作"小儿医",据《史记·扁鹊仓公列传第四十五》记载:"过邯郸,闻贵妇人,即为带下医;过洛阳,闻周人爱老人,即为耳目痹医;来入咸阳,闻秦人爱小儿,即为小儿医,随俗为变。秦太医令李醯自知伎不如扁鹊也,使人刺杀之。至今天下言脉者,由扁鹊也。"然而这些史料中与儿科相关的记载数量不多且未成体系。

儿科真正成为一门"专业"是在隋唐时期,隋朝太医署首设"少小"科,使小儿病诊治走向专门化,为儿科学专科的形成奠定了基础。如隋末的巢元方著有《诸病源候论》五十卷,其中卷四十五至卷五十记载了儿科杂病诸候及其诊疗方法;唐代"药王"孙思邈格外重视妇、儿疾病的诊疗,倡导分科论治,《千金要方》卷二至卷四先论妇科,卷五"少小婴孺方"单列儿科,分为上、下两部分,包含了序例、初生出腹、惊痫、客忤、伤寒、咳嗽、癖结胀满、痈疽瘰疬、小儿杂病等九篇,共记载儿科病名90多个,以及各类治疗方剂、针灸、推拿之法。据笔者不完全统计,卷五上、下两部分共包含:方293首,法61首,共计354首;其中上部含方15首,法45首,共计约60首;下部含方约278首,法约16首,共计约294首。"方多法广"是《千金要方》的一大特色,许多疾病名称及方药沿用至今,其中很多知名方剂,如被誉为"治小儿痫第一方"的"龙胆汤",对后世儿科学的发展起到承前启后、继承创新的重要作用,至今仍有重要的临床借鉴意义。

三、重视养生,写就世界上最早的食疗专篇

孙思邈在《千金要方》中记载了不少丝绸之路沿线各国的方药、草

药以及治疗手段。孙思邈药学思想中重要的组成部分是其提出的"养生学说","药食同源""食治优于药治"是他的基本理念,其故乡陕西铜川也因丰富的中医药养生文化资源而被誉为"一代药王故里,千年养生福地"。

早在唐代时,药膳已发展为一门专门的学科,《千金要方》卷二十六"食治篇"是现存最早的食疗专篇,体现了孙思邈利用食疗"治未病"的思想,包含果实名物词 29 条,菜蔬名物词 58 条,谷米名物词 27 条,鸟兽名物词 40 条,合计 154 条,每条词条少则十几字,多则几百字,其中记载了不少丝绸之路沿线各国的方药、草药,不少本草名物都是首见于医籍,例如,果实名物第一条是"槟榔",来自中南半岛南部及南洋诸岛;还有来自西域的"沙糖",来自波斯的"犀角"等,补先前本草著作之缺。还有不少名物来自民间,反映了孙思邈"一方不弃,万法并取"的思想。据统计,《千金要方》《千金翼方》收集的药物数量比唐代官修《新修本草》至少多了 680 种,也打破了《神农本草经》药物 365 种的局限,既做到了对外来药物和民间药物的兼收并蓄,又推动了本草学的进一步发展。

孙思邈的养生思想和食治方药在海内外也产生了深远的影响。例如其卷二十六"食治篇"中的方药,就有 8 种被日本医籍《医心方》引用,包括小麦、胡桃、乌芋、苋菜、鹿肉、猪肉、蓼、葫等,并在其后标注《千金方》云"字样。

孙思邈《千金要方·食治》对唐代医药学家孟诜(621—713)也产生了很大的影响。孟诜喜好研究方术,40 多岁时拜孙思邈为师,他一方面继承了孙思邈在药物研究和食疗、养生方面的成就,一方面又注重补充己见,追求创新,著成第一部食疗养生专著《补养方》,共 3 卷,又经唐代后学张鼎增补 89 种,共计 227 条食物疗病之术,更名为《食疗本草》。正如赵燏黄为《食疗本草》重刻本所作序中所言:"孟诜虽为孙思邈弟子,然其《补养方》(即《食疗本草》)并不拾孙氏《千金·食治》之牙慧,而有独出之心裁。"(有关《千金要方·食治》在本书第五章以食疗名物词的译介进一步展开,此处从略。)

四、融合儒释道,吸收外来文化

隋唐时期是中国历史上一个兼收并蓄、开放包容、经济与文化繁盛的时期,特别是唐朝初期就确立了儒、道、佛"三教并尊"的宗教政策,使得孙思邈在这样的时代中能够融合儒、道、佛思想,积极吸收外来文化,并对邻国及其他一些国家产生非常大的影响。宋徽宗时曾经追封孙思邈为"妙应真人"。从"孙真人"这一称呼也不难看出孙思邈与道家之间的渊源。

据记载,初唐四杰之一的卢照邻曾患风痹症(即痛风),当时其他医家都不愿为他治病,而孙思邈则收留他,与其同住并为其治病。在此期间,卢照邻面对一棵生病的梨树偶发感慨,作《病梨树赋》。取其中言及孙思邈者如下:

癸酉之岁,余卧病于长安光德坊之官舍。父老云:"是鄱阳公主之邑司。昔公主未嫁而卒,故其邑废。"时有处士孙君思邈居之。君道洽今古,学殚术数(另有版本作"学有数术",此处取《备急千金要方校释》中"校定备急千金要方后序"之版本)。高谈正一,则古之蒙庄子;深入不二,则今之维摩诘。及其推步甲子,度量乾坤,飞炼石之奇,洗胃肠之妙,则甘公、洛下闳、安期先生、扁鹊之俦也。自云开皇辛丑岁生,今年九十二矣。询之乡里,咸云数百岁人矣。共语周、齐间事,历历如眼见,以此参之,不啻百岁人也。然犹视听不衰,神形甚茂,可谓聪明博达不死者矣。余年垂强仕,则有幽忧之疾,椿菌之性,何其辽哉。

该段序言充分阐释了孙思邈融合儒、释、道的精髓,分析该序言可知:

《病梨树赋》序言中作者以病梨树自况,"癸酉之岁,余卧病于长安光德坊之官舍""时有处士孙君思邈居之";又言"余年垂强仕,则有幽忧之疾,椿菌之性,何其辽哉",意思是说自己正值壮年,却身染重病,从另一个侧面反映出孙思邈大医仁心,没有"瞻前顾后,自虑吉凶",而是"一心赴救,无作工夫形迹之心"。"道洽今古,学殚术数"指的是孙思邈学问渊博,贯通古今;同时又精通天文、历法、五行、医药、占卜等"术数",体现了孙思邈"博极医源,精勤不倦"。"及其推步甲子,度量乾坤,飞炼石之奇,洗胃肠之妙,则甘公、洛下闳、安期先生、扁鹊之俦也"则体现了孙思邈高超的医术,这些都是他对于儒家"医乃仁术"思想的贯通融合。

"高谈正一"中"正一"是道教术语。道家将"一"视作永恒不变、为万物之根本,道教中也有门派谓"正一派"。与"一"相关的道教术语还有"真一"。如《辅行诀五脏用药法要》曾引陶弘景云:"隐居曰:凡学道辈,欲求永年,先须祛疾。或有夙痼,或患时恙,一依五脏补泻法例,服药数剂,必使脏气平和,乃可进修内视之道。不尔,五精不续,真一难守,不入真景也。""真一",道家术语,人的元气、丹田均可称为"真一"。北宋大文豪苏东坡曾多次为"真一酒"题诗。"真一酒"是依据道家《三元真一经》"众真归一"之法酿造的道家法酒。苏轼极为重视"真一酒",他所写的相关文辞歌赋有《真一法酒寄建安徐得之》《记授真一酒法》《真一酒并引》《真一歌并引》等,足见他对"真一酒"的喜爱。卢照邻认为孙思邈"高谈正一,则古之蒙庄子",因庄子是蒙(今河南商丘)人,故称蒙庄子,指的是孙思邈深谙老子、庄周学说,如同古代的蒙庄子,正如他在"论大医习业第一"中所言:"不读庄老,不能任真体运。"

"深入不二,则今之维摩诘"意思是说孙思邈深入佛家的"不二法门",如同当今之维摩诘。"不二",佛教术语,亦称"无二""离两边",指的是对一切现象应无分别,或超越各种区别。《大乘义章》卷一:"言不二者,无异之谓也,即是经中一实义也。一实之理,妙寂理相,如如平等,亡于彼此,故云不二。"菩萨悟入此不二之理,谓之入不二法门。维摩诘则为梵文"Vimalakirti"的音译,意译为净名或无垢尘,为佛典中现身说法、辩才无碍的代表人物;佛家创始人之一,善说"不二法门"。卢照邻将孙思邈视作"今之维摩诘",足见其对孙思邈评价之高。孙思邈在"论大医精诚第二"中言"先发大慈恻隐之心,誓愿普救含灵之苦"体现了佛教"慈悲为怀"之教义。佛教自汉代传入后在隋唐时期兴盛,因此孙思邈广泛吸收了古印度的一些医学理论及药方,并记录在《千金方》中,例如他积极吸收印度名医耆婆所持的"天下物类,皆是灵药"的理论,提出"一方不弃,万法并取"的理念,还吸取了印度佛教医学"四大""百一"学说。

药物方面,孙思邈吸收了很多丝绸之路沿线国家的药物理论,例如,他认同民间"吃肝补肝"的做法,由于肝开窍于目,他建议可食用动物肝脏治疗"雀目"。中医的"雀目"指夜间视物不清的一类病证,又有鸡蒙眼、鸡盲等别称,即西医的"夜盲症"。《千金要方》中还引用"耆婆方"十余个,这些都反映出孙思邈对于外来文化所持的开放、包容、兼收并蓄的态度,也与他处于开放、繁盛的唐朝时代有很大关系,其《千金要方》也对古代日本、朝鲜以及其他一些海外国家产生了深远的影响,为人类医疗与健康事业作出了不可磨灭的巨大贡献。

第三节

《备急千金要方》
海外传播与影响

一、《千金要方》在日本的传播与影响

　　相关研究显示,《千金要方》很早就已经传入日本、朝鲜和一些西方国家,产生了深远的影响。也有学者指出,孙思邈《千金要方》对于海外一些国家的影响比张仲景的《伤寒杂病论》更甚。多纪元坚在江户医学影印本《千金要方》序言中所说:"晋唐以降,医籍浩繁,其存而传于今者,亦复何限,求其可以扶翊长沙,绳尺百世者,盖莫孙思邈《千金方》者焉。是书皇国向传唐代真本,惜仅存一卷,其余寂无闻焉。"从这段表述中可以解读出以下几点:首先,"长沙"指的是医圣张仲景,因其曾在长沙任过太守,故以其居官之地名人,得名张长沙。多纪元坚认为晋唐以来,能够"扶翊长沙,绳尺百世",意思是能够辅助张仲景,为后世提供标准、法度的,唯有《千金要方》可媲美了,足见《千金要方》的重要性及

影响力;其次,最早流传到日本的《千金方》是"唐代真本"。有学者研究认为,这一唐代真本是由日本和尚鉴真传到日本的,他曾六次东渡至唐,并在753年将中国的文化,如建筑、雕塑、医药等传回日本;但也有学者认为,《千金方》传入日本可能是在鉴真东渡之前。因为早在701年,日本就已经仿效唐制,制定大宝律令、医疾令等医药职令,其中规定医生必修医籍中就有《千金方》。

984年,日本汉医丹波康赖编撰而成《医心方》,成为日本汉医奠基之作。据马继兴统计,《医心方》中直接引用《千金要方》条文1 201条,间接引用条文72条,共480余处,合计1 273条。至宋代,校正医书局林亿等宋臣参与的校正版本问世不久,也在12至13世纪传入日本,一直被日本政府视为"国宝",日本还成立了世界上第一家专门研究孙思邈著作的机构——《千金要方》研究所。

据日本医史学家宫下三郎20世纪80年代初统计,《千金要方》《千金翼方》在日中两国现存版本就达16种。据统计,由宋本至今,日本国内外翻刻出版《千金要方》30余次、《千金翼方》20余次,两部合刻本6次;另外还有许多评注本、节要本以及某卷的单行本累计出版十余种。近千年前,宋朝林亿称颂《千金要方》"集诸家之所秘要,去众说之所未至";明代王肯堂和清代张璐都认为继张仲景之后,唯有孙思邈的《千金方》可与仲景诸书颉颃上下。张璐于1698年撰写完成《千金方衍义》,对《千金方》进行了阐释发挥,不可谓不深入、不精通,为此日本也将《千金方衍义》进行了刊印,便于更好地开展对《千金方》的研究,特别是对方剂的研究。例如,《千金方》中的温脾汤、续命汤、独活寄生汤等知名方剂,无论在国内还是在日本中医界都成为常用方剂,因疗效显著而具有极高的医药价值;再如内托散、半夏汤、当归汤、鸡鸣散等方剂,在日本也是常用方,方前冠以"千金"二字,以示对《千金方》的重视。

二、《千金要方》在朝鲜的传播与影响

《千金要方》具体何时传入朝鲜并无定论,一说唐代对外交流频繁,《千金要方》早在唐代就传入了朝鲜;一说根据历史记载,早期日本留学僧人大多取道朝鲜往返于中日两国,故推测朝鲜应该比日本更早看到《千金要方》。

15 世纪,朝鲜当时的统治者任命金礼蒙、柳诚源、金汶、全循义等文官医官自 1443 年开始编纂《医方类聚》,分类收录了中国自秦汉至元、明 152 种重要的医学典籍,收录 1 部高丽医方著作《御医撮要》,累计收录医学典籍 153 种,共计 950 万字,收方 5 万余首。该书于 1455 年 10 月编纂完成,合 365 卷,可谓卷帙浩繁,但也因此一直未刊印,直到 1477 年才正式刊印,距开始编纂已 34 年之久。《医方类聚》现存 262 卷,92 门,列 300 多类,涵盖内科、外科、妇科、儿科、养生等诸多医学内容,成为朝鲜汉医典籍代表之作。由于《医方类聚》在编撰辑录时对中国医药典籍不加修改、原文辑录,也使得 35 部中国古代亡佚的医学典籍在《医方类聚》中得以保存,因此《医方类聚》有着巨大的文献研究价值,也体现了中国古代医学典籍在朝鲜的传播与巨大影响。

《御医撮要》为朝鲜医家崔宗峻所编,成书于 1226 年,现已亡佚,幸在《医方类聚》中有所引用。据考证,《御医撮要》中收录的论方多为《千金方》《素问》《太平圣惠方》《圣济总录》原论原方,由此可见,这部朝鲜医著的内容也多征引自中国古代医药典籍,因此,《医方类聚》这部朝鲜医学巨作是中医对朝鲜的传播与影响的结晶,也是两国

医学交流与发展的重要医学史料。

　　据研究统计,《医方类聚》所引用的医学典籍中,被引次数最高的是北宋王怀隐等编纂的《太平圣惠方》(简称为《圣惠方》)(231 次),其次是唐朝孙思邈所著《千金要方》(218 次),再次是隋朝巢元方所著《巢氏病源》(又名《诸病源候论》)(183 次),另引孙思邈所著养生医作《海上仙方》(52 次)。由此可见,《千金要方》对朝鲜医学产生了巨大影响。例如,在《医方类聚·妇人门》中,引用《千金要方》20 次,这与孙思邈重视妇孺诊治也有很大关系。黄英华、梁永宣将 2010 年《海外回归中医山本古籍丛书》(简称《海外回归》)与《医方类聚·妇人门》进行对比:《海外回归》"子肠不收"中"《千金方》灶头烧灰,传肠上,仍用水调服"。《妇人门》中则为"《千金方》鳌头烧灰,傅肠上,仍用水调服"。认为"傅肠上"更有可能,《妇人门》所存文字更符合临床应用,能更好地体现原文价值。

　　《千金要方》在朝鲜的传播和影响在另一部朝鲜医学典籍中也得以体现,即《东医宝鉴》。据相关研究统计,《东医宝鉴》累计引《千金要方》82 条。1610 年,朝鲜许浚编纂完成《东医宝鉴》,1613 年正式刊行,此时处于中国的明朝万历年间,其内容包括内景篇 4 卷、外形篇 4 卷、杂病篇 11 卷、汤液篇 3 卷、针灸篇 1 卷,正文共计 23 卷,每卷下分子目,共计 104 项;另有目录 2 卷。整理《东医宝鉴·内景篇一》"历代医方",该书主要选取 83 种中医典籍、3 种朝鲜医书编纂而成,实际上《东医宝鉴》引用我国古代明万历以前的医书达 200 种,占全书的 96.99%,其中非医书 60 余种;引用朝鲜文献 6 种,占全书 1.83%,另有少量为许浚撰写。另有多位学者认为,《东医宝鉴》并非朝鲜医者原创,依据便是其中 90% 以上的内容来源于中医著作。

研究者柯卉认为,《东医宝鉴》与《医方类聚》不同的是,前者更加注重简便、实用、易懂,并结合朝鲜本土的国情、民情加以变通,使中医学推广到民间。研究者姜赫俊对《东医宝鉴》方剂引文与《千金方》原文进行了比较分析,认为:《东医宝鉴》在外形篇和杂病篇中分别引用了《千金方》方剂约 11 首,包括治疗小儿惊痫的名方"龙胆汤",治疗小儿咳嗽的名方"温脾汤",预防瘟疫的名方"屠苏饮",治疗肠痈的"大黄牡丹汤"等,在引用时"既采自唐代中医古籍又有所变化",从总体上来说忠于《千金方》原著。总之,《东医宝鉴》反映了中朝医学交流的历史,保留了我国失传的一些古代医书与某些佚文,提供了医学文献与医学史研究的重要价值。

三、《千金要方》在西方国家的传播与影响

孙思邈的著作很早就传到了西方,其中影响较大的是 20 世纪 40 年代初期,英国著名科学家李约瑟所著的《中国科学技术史》,其中引用了很多孙思邈《千金要方》和《千金翼方》的观点。例如,他在第六卷"生物学及相关技术"第六分册"医学"第 44 章 53 页提到:"中国炼丹家首次在头脑中将这两种观念结合起来,是从公元前 4 世纪的邹衍时代开始的。直到这种结合从中国经由阿拉伯文化区传入西方后,欧洲才产生了严格意义上的炼丹术。对长生术的关注使得中国的炼丹术,几乎是从一开始实际上就成为一种医疗化学(iatro-chemistry),而中国历史上的许多最重要的医生和医学著作家则完全或者一定程度上是道教信徒。这里只需提到公元 300 年左右的葛洪和伟大的医生孙思邈(鼎盛于公元 673 年)。"这段引语可以说明以下几点:①中国道教提倡的长生术与炼丹术从一开始就紧密结合,对欧洲产生影响;

②李约瑟认为孙思邈在中国历史上的医学家中地位至重；③孙思邈被视为"道教信徒"。

另外，李约瑟在"保健法与预防医学"部分中还提及："在名医孙思邈的《备急千金要方》一书中，他概括出了一种预防方案"，即《千金要方》卷二十七中"养性篇"所记载的"凡人自觉十日已上康健，即须灸三数穴，以泄风气，每日必须调气补泻，按摩导引为佳。勿以康健便为常然，常须安不忘危，预防诸病也。"在"营养养生法的原理"这一部分中，李约瑟如是说："《千金方》中著名的'食治'引用了一些早期的文献"，这里"早期的文献"应指的是"食治"大量引用的《素问》中关于饮食和保健的重要性。从李约瑟提及孙思邈的表述中不难看出，李约瑟对于孙思邈及其《千金要方》有着高度评价，他认为："在科学与技术的许多分支里，古代的中国人作出了同样或是超越了古典西方世界的贡献。"

著名汉学家、德国慕尼黑大学医史研究所所长文树德教授翻译出版了大量中医典籍，如《素问》《灵枢》《难经》《医学源流论》等，虽然没有翻译《千金要方》，但他与 J. 克瓦斯奇（Jurgen Kovacs）博士一起耗时 8 年，翻译完成中医眼科巨作《银海精微》，1995 年出版。《银海精微》虽为后世假托孙思邈之名所著，但从另一个侧面说明了孙思邈在医学界的重要影响。

第二章

《备急千金要方》版本阐发与文献特色

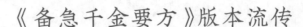

《备急千金要方》版本流传

关于《千金要方》版本流传相关的研究,学界不乏详细考证、论述全面的研究,如马继兴(1983)对《千金方》版本及其保存的古本草著作进行了详细考证;苏礼(1995)对《新雕孙真人千金方》流传概况、版本特点以及刊行年代等进行了探讨,并与宋校正版本进行了比照,分析了《新雕孙真人千金方》本的文献和学术价值;曾凤(2006)博士论文所作研究为:《千金要方》备急本与新雕本方剂文献异同考,等等。相关的研究论文还有卢传坚(1990)《〈千金方〉版本源流疏理》,钱超尘(2008)《宋板〈千金要方〉是如何流入日本的》,以及付鹏(2022)所作《国家图书馆藏稀见孤写本医籍〈千金方伤寒论〉考述》等,可资借鉴。

《千金要方》海外英译本采用汉英对照排版,译者依据的底本是1955年由人民卫生出版社出版的日本江户医学影北宋本《备急千金要方》,并在注释中多次提及"孙真人"。为后文讨论其英译本版本之便,对其主要流传版本做概述如下。

一、《真本千金方》

据马继兴先生研究,《真本千金方》是在日本保存下来的《千金方》古本残卷,且仅存卷一,由日本丹波元坚撰序刊行,书名题为《真本千金要方(残卷)》,其内容未经宋臣林亿等校正,因此《千金方》旧貌得以窥见一斑。

二、《孙真人千金方》

据传在宋代民间曾刊行未经宋臣校正过的古本,直到清代嘉庆四年(1799 年)才被发现,19 世纪末由陆心源皕宋楼收藏,1907 年由日本人购去,而后 20 世纪 80 年代在日本影印出版,传入国内。据曾凤考证,中医文献界普遍认为,该版本(也称为《新雕孙真人千金方》)所含 20 卷是尚存于世的《千金要方》古本之一,未经北宋校正医书局校正。该本与日本古抄本《真本千金方》《医心方》所引用的《千金要方》文字多相符,而与现今通行本,即经宋臣林亿等校正过的《备急千金要方》(江户医学影北宋本)有诸多不同,仅有 20 卷正文,包含卷一至卷五、卷十一至卷十五、卷二十一至卷三十,相较之下宋校本增补了 5 700 余处医理、脉论、方剂及针灸法等内容。1996 年人民卫生出版社出版了由李景荣、苏礼、焦振廉校订的《孙真人千金方:附真本千金方》,该版本将上述两个版本合二为一,为《千金方》文献研究、整理提供了重要的参考。

三、《备急千金要方》林亿等校正版本

北宋仁宗嘉祐二年(1057 年)设立了校正书局,是以刊行中医古

籍为目的的临时性机构。根据史料记载,《千金要方》是被列入最初校勘的 8 部医书其中之一,这 8 部医书包括《神农本草》(即《神农本草经》)、《灵枢》(即《黄帝内经·灵枢》)、《太素》(即《黄帝内经太素》)、《甲乙经》(即《针灸甲乙经》)、《素问》(即《黄帝内经·素问》)、《广济》(即《广济方》)、《千金》(即《千金要方》)、《外台秘要》。可参考《续资治通鉴长编》所载:"嘉祐二年庚戌……琦又言:'医书如《灵枢》《太素》《甲乙经》《广济》《千金》《外台秘要》之类,本多讹舛,《神农本草》虽开宝中尝命官校定,然其编载尚有所遗,请择知医书儒臣与太医参定颁行。'乃昭即编修院置校正医书局,命直集贤院、崇文院检讨掌禹锡等四人,并为校正医书官。"《千金要方》校勘工作近 9 年之久(1057—1066),其中参与校勘的人员身份为管阁官员或知医儒臣,其中包括掌禹锡、高保衡、孙奇、林亿、苏颂、钱象先、赵概、欧阳修、曾公亮、韩琦等,这也使得《千金要方》校正版本体现了较高的校注水准,也体现出我国古代医学典籍校注独特的文献学方法及文献参考价值,对于当今中医古籍整理依然具有借鉴作用。

《备急千金要方》注释阐发

　　《千金方衍义》是清代名医张璐为注释阐发《千金要方》奥蕴而作。衍者,演也,演绎、阐释、发挥其中收载的方剂(不包括医论、药物和针灸等),故称"衍义",也是历史上迄今为止唯一一部《千金要方》注释之书。《千金要方·少小婴孺方》海外译本中,译者将张璐所作《千金方衍义》一并纳入原文中,按照《千金方衍义》对原文方剂所作衍义之顺序一并翻译,为后文讨论《千金要方》翻译之便,将《千金方衍义》及其作者进行概述。

一、张璐生平

　　张璐,字路玉,晚号石晚老人,生于明万历四十五年(1617年),关于其卒年有所争议,一说卒于1698年,一说卒于1700年,一说卒于1701年。他一生行医声名卓著,被誉为"国手",与喻昌、吴廉并称清初医学三大家。

　　张璐一生著作宏富。27岁时,明清鼎革,为避战乱深居西山(苏州西南百里太湖之孤岛)15年之久,其间钻研岐黄之术,专心医药之书,顺治十六年时离开西山,赋归故园,其医学笔记遂命名为《医归》,后取其中《伤寒缵论》《伤寒绪论》刊行。康熙二十八年(1689年)张璐著成脉学专著《诊宗三昧》。康熙三十四年(1695年),其时张璐79岁高龄,其药学专著《本经逢原》、学术思想代表作《张氏医通》两书刊行。康熙三十七年(1698年),张璐在逝世前编著完成《千金方衍义》,但未能刊行。据记载,后来《千金方衍义》书稿流传至程永培,程将其授于席世臣,并于1800年刊行于世,席为《千金方衍义》作序:"自唐迄明,绵历千余载,无有能阐发其奥蕴者……张子路玉者,良工也,生平服膺是编,数十年不辍,晚年始有定本,未及刊行。今观其书,于逆从反激之法,探赜索隐,深究而详说之。又援引《本经》甄权英华之主治,以祛世俗之感。其于用药之过于峻利者,则又斟酌于南北风气,资禀之强弱而消息之。是书之作,是足以发蒙振聩,必传于后,无疑也……"《千金方衍义》之价值可窥一斑。张璐本人作《孙真人千金方衍义》序,并认为:"继长沙而起者,惟孙真人《千金方》可与仲圣诸书颉颃上下也……而此书不为之阐发,将天下后世竟不知有是书,深可惧也。因不揣愚昧,汇取旧刻善本,参互考订,逐一发明……"由此,既可知《千金要方》博大深奥,对其阐释发明无一人敢于问津,而张璐一生六十余载探赜索隐,重视临床应用,临终前终成《千金方衍义》一书,与《千金要方》一道泽被后世。

二、《千金方衍义》注释话语特色

《千金要方·少小婴孺方》中提到的第一个方剂是"紫丸",其次是

"黑散",第三个方剂则是享誉中外的"治小儿痫第一方"之"龙胆汤"。以下便以《千金要方》此三例分解探析《千金方衍义》注释话语特色(按"少小婴孺方"海外译本中使用《千金要方衍义》,故讨论与译本所用书名保持一致,序号格式也与译本原文一致)。

(一)紫丸

1.译本原文

治小儿变蒸,发热不解,并挟伤寒温壮,汗后热不歇,及腹中有痰癖,哺乳不进,乳则吐,食痫,先寒后热方。

代赭	/一两
赤石脂	/一两
巴豆	/三十枚
杏仁	/五十枚

(1)上四味为末,巴豆、杏仁别研为膏,相和,更捣二千杵,当自相得,若硬,入少蜜同捣之,密器中收。

(2)三十日儿服如麻子一丸,与少乳汁令下,食顷后,与少乳勿令多,至日中当小下热除。

(3)若未全除,明旦更与一丸。

(4)百日儿服如小豆一丸,以此准量增减。

(5)夏月多热,善令发疹,二三十日辄一服佳。

(6)紫丸无所不疗,虽下不虚人。

2.《千金要方衍义》注释

(1)初生变蒸虽所禀不足,而于不足之中必有痰癖内结,所以蒸发寒热。

(2)紫丸一方药品颇峻,而用法最缓。

(3)设虑其峻而因其循,不即下手,即将来乳哺,日蕴为痰,有增无减,为惊为痫,靡不由此。

(4)方以石脂温养心脾,代赭除腹中邪气,杏仁下气散寒热,虽用巴豆荡练脏腑,以二石护持中土,故叮咛致再,服之无伤。

(5) 允为防微杜渐之的方,泻中寓补之捷法也。

(6) —其后惊痫门论中有云:四味紫丸逐癖饮最良,去病速而不虚人。赤丸瘥駃,病重者当用之。

(7) 林亿云:方中并无赤丸,次后癖结胀满篇中双紫丸内有朱砂,色当赤,又力紧于紫丸,疑此即赤丸也。

(8) 按《金匮》腹满寒疝宿食篇中有赤丸,方用茯苓、半夏、乌头、细辛,蜜丸,真朱为色,《千金》不用细辛作人参,专治寒气厥逆,以中有半夏、乌头之反激,且有真朱之荡癖,未尝不散寒也。

3. 注释话语特色分析

句(1)说明变蒸原因及症状。句(2)评论紫丸药性大但用法缓,说明紫丸治疗小儿变蒸的优势。句(3)解释如果仅仅因为紫丸药性"峻"而不立刻使用,后果会导致小儿惊痫。句(4)逐一分解说明孙思邈紫丸配方中药物使用的恰当合理之处,所以再三叮咛一定不要顾虑药性,且给小儿服用对小儿没有损害。句(5)说明紫丸还可以用于提前服用,防微杜渐,也是使用泻法治疗但能补中的方便之法。句(6)提及专论"惊痫篇"中对紫丸治病优势:祛除癖饮病最佳,且不使小儿得虚证,药效快,病重的小儿应当服用紫丸。句(7)对林亿所说的"赤丸"进行了阐明,认为"双紫丸"就是"赤丸"。句(8)加按语并且引用《金匮要略》中"赤丸"方剂配伍,与《千金方》中的"赤丸"配伍进行比较,阐明《千金》用药之法,重点突出了《千金方》使用的"反激法"。

史常永(1995)曾在其文章中评价道:《千金方》的特点是方多法广,取资于不同的师承医家。张璐能纵横合观,详审异同,揭示全书的宏旨要义,竭力找出其主要规律。在对"紫丸"的注释中,张璐就明确提出了这一主要规律,即"反激法"。张璐发现,《千金方》中处处贯穿着"反激法"。反,即药物的七情或四气五味相反;激,就是药物相反相成,互相激发而收功,正如"紫丸"一方中,半夏、乌头相反,却能互激而发挥治疗寒气厥逆的作用;另外,句(5)中提到:紫丸还是"泻中寓补之捷法",讲究补泻相互作用,这也是《千金方》很多方剂的特点。张璐在对方剂阐释发挥时,尤其注意总结孙思邈运用方剂的共同点,将《千金方》古方之妙用展现得淋漓尽致。

（二）黑散

1. 译本原文

治小儿变蒸中挟时行温病,或非变蒸时而得时行者方。

麻黄	╱半两
大黄	╱六铢
杏仁	╱半两

（1）上三味,先捣麻黄大黄为散,别研杏仁如脂,乃细细纳散,又捣,令调和纳密器中。

（2）一月儿服小豆大一枚,以乳汁和服,抱令得汗,汗出温粉粉之,勿使见风。

（3）百日儿服如枣核,以儿大小量之。

2. 《千金要方衍义》注释

（1）于变蒸之中,复挟时行邪气,非急为开提中外,何以保全万一。

（2）方中大黄荡涤内结,即用麻黄开发表邪,杏仁疏利逆气。

（3）盖大黄原有安和五脏之功,麻黄兼有破除症坚之力,杏仁交通中外,乃麻黄汤之变方,守真通圣双解,从此悟出。

3. 注释话语特色分析

"黑散"仅以麻黄、大黄和杏仁入药。孙思邈运用配伍治疗小儿病的一大特色就是多用"泻法",方中大黄、麻黄、杏仁各有其用。句(2)分别用"荡涤内结""开发表邪"和"疏利逆气"四字词语表达,将文学性融入医学内容之中。句(3)指明"黑散"实际是由仲景经方"麻黄汤"化出;"守真"语出《庄子·渔父》:"慎守其真,还以物与人,则无所累矣。"意思是保持真元,保持本性,这里根据语境指的是前者,能够守护小儿元气;"通圣"指的是其治疗有效果。民间还流传着一句话:"有病没病,防风通圣",指的就是"金元四大家"刘完素的名方"防风通圣散",通圣也是用来表明其药效极好。以上分析表明:张璐对方剂"黑散"的衍义十分透彻,也说明孙思邈受医圣张仲景影响巨大,在继承仲景经方的基础上有所创新。

附麻黄汤(《伤寒论》):

处　　方:麻黄(去节)6g,桂枝4g,杏仁(去皮尖)9g,甘草(炙)3g。

功能主治:外感风寒,恶寒发热,头痛身疼,无汗而喘,舌苔薄白,脉浮紧。

用法用量:上四味,以水九升,先煮麻黄减二升,去上沫,内诸药煮去二升半,去滓,温服八合,覆取微似汗,不须啜粥,余如桂枝法将息。

(三)龙胆汤

1. 译本原文

(1)治婴儿出腹,血脉盛实,寒热温壮,四肢惊掣,发热,大吐呃者。

(2)若已能进哺,中食实不消,壮热。

(3)及变蒸不解,中客人鬼气,并诸惊痫,方悉主之。

(4)十岁以下小儿皆服之,小儿龙胆汤第一。此是新出腹婴儿方。

(5)若日月长大者,以次依此为例。

龙胆	/六铢
钓藤皮	/六铢
柴胡	/六铢
黄芩	/六铢
桔梗	/六铢
芍药	/六铢
茯苓	/一方作茯神,六铢
甘草	/六铢
蜣螂	/二枚,炙
大黄	/一两

（6）若必知客忤及有魃气者,可加人参、当归,各如龙胆多少也。

（7）一百日儿加三铢,二百日儿加六铢,一岁儿加半两,余药皆准耳。

（8）上十味咀,以水一升,煮取五合为剂也,服之如后节度。

（9）药有虚实,虚药宜足数合水也。

（10）儿生一日至七日,分一合为三服;儿生八日至十五日,分一合半为三服;生十六日至二十日,分二合为三服;儿生二十日至三十日,分三合为三服;儿生三十日至四十日,尽以五合为三服。

（11）皆得下即止,勿复服也。

2.《千金要方衍义》注释

（1）紫丸,治初生小儿痰癖内结;龙胆汤,治初生小儿血脉实盛。

（2）原其痰澼,良因母气虚寒,乳哺不化而结。

（3）详其实盛,多缘母之嗜欲不节,毒遗胎息而热。

（4）殊非禀气之充,血脉有余之谓。盖结非热不散,实非寒不散。

（5）龙胆苦寒,专祛肝旺实热;钩藤、柴胡、黄芩、芍药皆清理二家之匡佐。蜣螂一味,方中罕用,考之《本经》为小儿惊痫瘛疭之专药,为药中健卒,得大黄为内应,何悍弹丸不克耶。茯苓、甘草用以留中,安辑邦畿,尤不可缺。

（6）此与紫丸分途异治,功力并驰。

3. 注释特色分析

"龙胆汤"被海内外誉为"治小儿惊痫第一方",至今仍有重要的临床应用价值。句(1)一语道出紫丸和龙胆汤的区别。句(2)接着说明痰澼内结是由于母体虚寒而哺乳导致的。句(3)说明小儿血脉实盛则是由于母体贪欲不加节制而造成的胎热毒。句(4)中"禀气"亦称"气禀",指的是人生来对气的禀受。《韩非子·解老》:"是以死生气禀焉。"王充《论衡·命义》:"人禀气而生,含气而长,得贵则贵,得贱则贱。"韩非和王充都认为人的生死贵贱由生而禀受的气所决定。句(4)说明"血脉实盛"并非由于初生小儿禀受之气太足,而是血脉过多所致。因此,痰澼内结并不是热毒未消散所致,血脉实盛也不是寒气未消散所致。句(5)则根据病因对症下药。龙胆性苦寒,专去肝旺实热,为君药。黄芩、钩藤、柴胡、芍药为臣药和佐药。蜣螂一般很少用在方剂中,张璐考证《神农本草经》后发现其为治疗小儿惊痫和手足痉挛的专用药,与大黄共同作用。茯苓和甘草为使药,一可缓苦寒之品防其伤胃;二可调和诸药。"安辑邦畿"的意思是使国家或城邦安定,在这里用以比喻"使身体安定",因此尤其不能缺少。句(6)呼应句(1),说明紫丸和龙胆汤一个治虚寒,一个治实热,用途不同,但药力不相上下,对于小儿都是很好的治疗方剂。

第三节

《备急千金要方》文献学特色

　　长期以来,学界对于《千金要方》的研究主要集中于其医学价值,且研究范围涵盖广泛,而对于《千金要方》文献学及话语特色的研究则涉猎很少,此方向还有待深入挖掘、研究。目前相关研究大致可分为两个方向:①围绕《千金方》语言特点开展的研究,如周孟战(2012)完成博士论文《〈孙真人千金方〉动词研究》,后又于2013年由中国社会科学出版社出版同名专著,以"与动词相关的语言特征"作为参考点来研究初唐《千金方》动词的特征,并得出结论:《千金要方》流传的版本为研究中古向近代转变时期的话语特点提供了重要的语料价值,而《千金方》正是处于中古汉语与近代汉语的转变时期;其他论文包括焦振廉(2009)撰写论文《〈备急千金要方〉语言风格刍议》,邢玉瑞指导、王采薇(2019)撰写的《基于语料库方法的〈千金方〉语言特征研究》等。②主要就宋校《千金要方》版本的语言校释、注文考证、校勘特点等方面展开分析,如沈澍农(2004)撰写的两篇论文《中古医籍校理中的语言问题——兼议〈千金方〉校释中的若干词语释义》《中古医籍校理中的语言问题(续完)——兼议〈千金方〉校释中的若干词语释义》;焦振廉(2012)《宋校〈备急千金要方〉他校探析》;李楠、曾凤、张婧(2016)撰写的论文《宋校〈千金要方〉〈千金翼方〉注文考证》;孟永亮、梁永宣、师建平(2019)发表的《北宋校正医书局校勘〈千金要方〉考释》等。笔者着重从《千金要方》古典文献学特色进行简要分析。

我国古籍文献校勘有四法:对校、本校、他校、理校,四法并用形成四校合参。据不完全统计,林亿等校正《千金要方》时出具校文注语共计 975 条,在注音释义、示疑示阙、避重示重、避讳注释等 4 个方面进行了详细校勘,在大字原文旁以"小字注文"形式出现。因其字体小于大字本文,故称为小字注文(按:下文为讨论之便,将小字注文加粗,原本未加粗)。

一、校勘方法

1. 对校

根据陈垣先生,"对校"是指:以同书之祖本或别本对读,遇不同之处,则注于其旁之法,常标记为"一作""一云""一本""一名""一曰"等,如果只有孤本则无以对校。在《千金要方》校正版本中,采用对校法的注文计 300 余条。

◎ 例1

《千金要方·少小婴孺方上·初生出腹第二》开篇论曰:"小儿初生,先以绵裹指,拭儿口中及舌上青泥恶血,此为之玉衡一作衔。若不急拭,啼声一发,即入腹成百疾矣。"

◎ 例2

《千金要方·少小婴孺方上·伤寒第五》中对方剂中药物及用量的校正:

大黄一两　黄芩　栝楼根　甘草各十八铢　桂心半两　滑石二两　牡蛎　人参　龙骨　凝水石　白石脂　消石各半两

上十二味哎咀,以水四升,煮取一升半,每服三合,一日一夜令尽,虽吐亦与之。一本加紫石英半两。

2. 本校

"本校"是指:书中有可得对勘之文字,如果书中文字互不相涉则无以本校,又称"内证法""本证法"。《千金要方》中有 13 条注文使用了本校法,集中出现在卷二十九《千金要方·针灸上·明堂三人图第一》中。

◎ 例1

气穴 在四满下一寸。《妇人方》上卷云:在关元左边二寸是。右二寸名子户。

该例中就是以《千金要方·妇人方》中的论述作为注文来对勘气穴针灸的位置。

◎ 例2

肺俞　在第三椎下两旁各一寸半。肺脏卷云:对乳引绳度之。

肝俞　在第九椎下两旁各一寸半。第八卷云:第九椎节脊中。

3. 他校

"他校"是指:以他书校本书之法,即后世之书如果采录前代文献,则可用前代文献校后世之书,反之亦然。林亿等在校正《千金要方》时大量应用了他校法,明确引录他书多达41种,他校法注文计869条。

◎ 例1

《千金要方·少小婴孺方上·序例第一》中孙思邈对于年龄阶段划分的论述:

《小品方》云:凡人年六岁以上为小,十六岁以上为少,巢源、《外台》作十八以上为少。三十以上为壮,巢源、《外台》作二十以上为壮。五十以上为老。

◎ 例2

《千金要方·少小婴孺方上·客忤第四》:

《玄中记》云:天下有女鸟,名曰姑获。《肘后》《子母秘录》作乌获。

◎ 例3

《千金要方·少小婴孺方上·惊痫第三》:

惊痫微者急持之,勿复更惊之或自止也。其先不哺乳,吐而变热后发痫者,此食痫,早下则瘥,四味紫丸逐癖饮最良,去病速而不虚人,赤丸本无赤丸方,诸医方并无。按此服四味紫丸不得下者,当以赤丸,赤丸瘥快,疾重者,当用之。今次后癖结胀满篇中第一方,八味名紫双丸者,用朱砂色当赤,用巴豆又用甘遂,比紫丸当瘥,疑此即赤丸也瘥快,病重者当用之。

据笔者不完全统计,《千金要方》卷五"少小婴孺方"正文中,除去用于中药重量及用法的小字注文,共计40余条且注文长短不一,最长的达78字,即上文例2对赤丸的注文。

4. 理校

"理校"是指据文理或医理而校,在《千金要方》中较少使用。

二、英译本对小字注文的处理

《千金要方》为一部编述性的大型医学著作，其资料来源多途，时间跨度较大，北宋时传本错误较多，且鲜有善本。经北宋校正书局林亿等校正刊行后流传至今。在《千金要方》海外译本原文部分，译者依据 1955 年由人民卫生出版社出版的日本江户医学影北宋本《备急千金要方》为底本，即为林亿等校正版本，但译者将《千金要方·少小婴孺方》进行中英对照翻译之时，将"小字注文"原文几乎全部删除，除个别文字外，只保留了繁体版大字原文，即便是个别保留的文字，也不是以小字注文的形式出现，使读者无法感受到《千金要方》校正版本原文的文献特色。译者在翻译时有些注文删去不译，有些则翻译后标注了EDITORIAL NOTE，以文外注释的方式呈现给读者。笔者选取《千金要方·少小婴孺方下·癖结胀满第七》开篇论述"紫双丸"为例，将宋校版与英译本原文版做一对比分析。

1. "紫双丸"宋校版

紫双丸 治小儿身热头痛，饮食不消，腹中胀满，或小腹绞痛，大小便不利，或重下数起，小儿无异疾，惟饮食过度，不知自止，哺乳失节，或惊悸寒热，惟此丸治之不瘥，更可重服。小儿欲下，是其蒸候；哺食减少，气息不快，夜啼不眠，是腹内不调；悉宜用此丸，不用它药，数用神验。千金不传方。臣亿等详序例中凡云，服紫丸者即前变蒸篇十四味者是也。云服紫丸不下者，服赤丸，赤丸瘥快，病重者当用之，方中并无赤丸，而此用朱砂，又力紧于紫丸，疑此即赤丸也。

巴豆十八铢　麦门冬十铢　甘草五铢　甘遂二铢　朱砂二铢　蜡十铢　蕤核仁十八铢　牡蛎八铢

上八味，以汤熟洗巴豆，研，新布绞去油，别捣甘草、甘遂、牡蛎、麦门冬,下筛讫,研蓣核仁令极熟,乃纳散更捣二千杵。药燥不能丸,更入少蜜足之。半岁儿服如荏子一双;一岁二岁儿服如半麻子一双;三四岁者服如麻子二丸;五六岁者服如大麻子二丸;七岁八岁服如小豆二丸;九岁十岁微大于小豆二丸。常以鸡鸣时服,至日出时不下者,热粥饮数合即下,丸皆双出也。下甚者,饮以冷粥即止。

2. "紫双丸"英译本原文版(笔者将繁体字皆改为简体字)

(1) 治小儿身热头痛,饮食不消,腹中胀满,或小腹绞痛,大小便不利,或重下数起,小儿无异疾,惟饮食过度,不知自止,哺乳失节,或惊悸寒热,惟此丸治之。不瘥,更可重服。

(2) 小儿欲下,是其蒸候;哺食减少,气息不快,夜啼不眠,是腹内不调;悉宜用此丸,不用它药,数用神验。

(3) 千金不传方。

EDITORIAL NOTE:

(1) 臣亿等详序例中凡云,服紫丸者即前变蒸篇十四味者是也。

(2) 云服紫丸不下者,服赤丸,赤丸瘥快,病重者当用之。

(3) 方中并无赤丸,而此用朱砂,又力紧于紫丸,疑此即赤丸也。

(4) 上八味,以汤熟洗巴豆,研,新布绞去油。别捣甘草、甘遂、牡蛎、麦门冬,下筛讫,研蓣核仁令极熟,乃纳散更捣二千杵。

(5) 药燥不能相丸,更入少蜜足之。

(6) 半岁儿服如荏子一双;一岁二岁儿服如半麻子一双;三四岁者服如麻子二丸;五六岁者服如大麻子二丸;七岁八岁服如小豆二丸;九岁十岁微大于小豆二丸。

巴豆	/十八铢
麦门冬	/十铢
甘草	/五铢
甘遂	/二铢
朱砂	/二铢
蜡	/十铢
蓣核仁	/十八铢
牡蛎	/八铢

（7）常以鸡鸣时服，至日出时不下者，热粥饮数合即下。

（8）丸皆双出也。下甚者，饮以冷粥即止。

3. 对比分析

对比后不难发现：该例中，两个版本从形式上构成较为鲜明的对比。一是译者对原文进行了分段并分别用数字标记，二是宋校版中"紫双丸"小字注文部分在译本原文中以 EDITORIAL NOTE 形式出现；对药物及用量部分，译者以表格形式呈现，删除小字注文标记，没有保留原文的文献学特色。总之，笔者认为宋校版文献特色是原文重要的一部分，小字注文也是中国典籍中最为常见、最具有中国阐释注疏特色的语言表达形式，是区别于西方话语的"地方性知识"，译者如何呈现、如何翻译有待进一步商榷。

第三章

《备急千金要方》译介方法论

第一节

《备急千金要方》译本简介

一、《千金要方》英译现状

《千金要方》集唐代以前诊治经验之大成,是我国第一部百科全书式的医学典籍,1 300 余年来所用方药、养生、食疗等方法至今仍应用于临床。孙思邈提出的"大医精诚""人贵千金"理念更加彰显其当今价值,具有重要的社会意义和实用价值。

国内关于《千金要方》的翻译工作始于罗希文先生。他早在 20 世纪 70 年代开始就从事中医典籍翻译工作,2005 年起主持国家重大出版项目"中医典籍与英译工程",遗憾的是作为项目首席专家,他于 2012 年因病逝世,原计划完成的《千金方》英译本至今未出版。目前,国内外唯一的《千金方》英译本由德国女性汉学家、译者 Sabine Wilms(中文名为碧悦华)完成,但并非全译本,其中包括《千金方》三十卷中的"妇人三卷"(第二、三、四卷)译本,于 2008 年出版,以及卷五"少小婴孺方"英译本上、下两部,分别于 2013 年和 2015 年出版。

二、《千金要方》海外译者简介

Sabine Wilms 博士是德国人,英语和汉语都不是她的母语,但她自高中起就学习东亚文化,并于 20 世纪 90 年代在中国台湾学习现代和古代汉语,由她的中文名碧悦华,也不难看出她对中华文化的喜爱。后来她移居美国完成了研究生学业,其硕士毕业论文和博士毕业论文都以中国古代妇、儿研究为选题:1992 年硕士毕业论文以 *Childbirth Customs in Early China* 为题;2002 年博士毕业论文为 *The Female Body in Medieval China: A Translation and Interpretation of the "Women's recipes" in Sun Simiao's Beiji Qianjin Yaofang*,后于 2008 年出版,即《千金方》妇人方三卷本的英译本。她又分别于 2013 年和 2015 年出版了《千金方》儿科卷本(卷五"少小婴孺方")上、下两部分英译本。

Sabine Wilms 还曾与英国汉学家 Nigel Wiseman(魏迺杰)合译中医典籍《金匮要略》,并先后翻译出版 10 余部中医典籍,如《针灸大成》译本、2017 年出版的《神农本草经》英译本、2018 年出版的《黄帝内经素问:阴阳应象大论》英译本、2019 年和 2020 年出版的《女科百问》英译本上下两部、2021 年出版的《辅行诀脏腑用药法要》英译本等。遗憾的是,国内外对她既有的中医典籍翻译研究寥寥无几。目前,笔者在中国知网数据库检索后发现,有关《千金要方》译者、译本的论文仅有几篇,《千金要方》的翻译及其研究工作也有待进一步开展。

由于 Sabine Wilms 在 Amazon(亚马逊)网站上发布了对 2008 年出版的《千金要方·妇人方》译本停止出版的声明,故本书主要以她 2013 和 2015 年出版的《千金要方》卷五"少小婴孺方"英译本为研究对象,通过深入研读后发现:Sabine Wilms 翻译的《千金要方》译、释特点鲜明,她大量采用汉语拼音翻译中药名及部分术语,并进行详细文本注释,针对一些中医儿科现象还添加了她个人和其他学者的评注,将翻译与注释高度结合。由于在这两本译本中中药名称均以汉语拼音进行音译,不牵涉拉丁语或英文译名,故笔者主要围绕中医典籍书名、中医药哲学、文化等文化负载词,以及《千金要方·少小婴孺方》中具有代表性的病证名与方剂名这三大部分展开研究,希望能够抛砖引玉,引发学界关于《千金方》翻译的关注,进一步探讨如何向世界更好地讲述中国故事。

第二节

中医典籍书名的译介

一、中医典籍书名的特点

据王继慧在其论文《中医药典籍〈黄帝内经〉书名英译探讨》中总结:中医典籍、文献历史悠久,截至清末前有将近八千种,一说有超一万多种。总体来看,中医典籍书名具有用字简洁、凝练的特征,是对全书内容的高度概括,起到"画龙点睛"的作用,既是作者创作思想的结晶,也起到引导读者去阅读、激发读者购买兴趣的"导读"作用,虽然用字凝练,但中医典籍自身兼具的医学性、文学性、哲学性又对译者提出了挑战。从语言方面看,清末前的中医典籍书名均借用古汉语表达,语义深奥,晦涩难懂,如《重楼玉钥》《银海精微》等书名,与现代汉语的选词及释义差距巨大;从文化方面看,一些典籍书名又富含中国传统文化内涵,深受儒释道思想文化传统影响,在目的语中难以找到对应词;从交际方面看,晦涩难懂的语言加上丰富的传统文化内涵,使得原本属于科技文本的中医典籍书名难以传递其医学和文化信息,易对目的语读者造成交际障碍。

中医典籍数量浩如烟海,相较而言,有关中医典籍书名翻译的研究则严重滞后,笔者通过中国知网数据库检索统计发现,与"中医典籍书名/名称"相关的论文目前仅有十余篇。《中医药学名词》、世界卫生组织(WHO)制定的《传统医学名词术语国际标准》、世界中医药学会联合会推出的《中医基本名词术语中英对照国际标准》、人民卫生出版社出版的《汉英医学大辞典》等都收入了一定数量的中医典籍书名及其翻译,但其中一些典籍书名的翻译出入较大,有待进一步考证,例如《重楼玉钥》到底代表的是什么意思,能否按字面意思进行语义翻译;《黄帝内经》英译书名就有10多种,《千金要方》《伤寒论》的多个译名也让读者莫衷一是。译名如此庞杂本身就会造成指代不清,给传播与交流造成一定的混乱,带来诸多不便。因此,综合以上中医典籍书名的特点,笔者认为译者在翻译中医典籍书名时,首先要保持行文简洁,这样才能体现原书名的文本特点;还要准确地理解典籍的内容,了解作者的背景,仔细推敲之后确定译名,才能传递给读者准确的文本信息,激发读者的阅读兴趣,减少阅读障碍。

二、中医典籍书名的译介

(一) 含数字的书名译介

数字从古至今备受中国人青睐,最初用来计数,发展为表达许多文化内涵。清朝时期的徐灏在《说文解字注笺》中,最早表达了对原初阶段中国文字的看法,提出"造字之初,先有数而后有文",认为中国文字的源起,是先有数字,而后才有象形字的。中医集医学、文学、哲学于一身,其中更不乏数字应用之例,如"天人合一""太极生两仪",还有"五行学说""五运六气"学说等。中医典籍书名也广泛使用了数字,如《五十二病方》《备急千金要方》《三因极一病证方论》《十四经发挥》《万病回春》《女科万金方》等等。这些书名中的数字,有些是具体明确的实数,有些是夸张模糊的虚数,需要在翻译时仔细辨别,根据具体的所指,理解这些典籍书名中数字的准确含义。在中国古典文献中,许多数字还具有哲学层面的抽象意义,如老子《道德经》中提出的"一生二,二生三,三生万物";再如中药的一味方剂命名为"一贯煎",实则是取自于中国人常用的成语"一以贯之",翻译时译者相应地将哲学意义上的数字"一"翻译为 oneness。

以下论述从三大较为知名的中医药名词术语英译标准选取研究对象,分别是 2004 年中医药学名词审定委员会制定的《中医药学名词》(以下简称名词委版),2007 年 WHO 西太平洋地区制定的《传统医学名词术语国际标准》(以下简称 WHO 版),以及 2008 年由世界中医药学会联合会出版的《中医基本名词术语中英对照国际标准》(以下简称世中联版),以书名中一些典型的数字为例,并对三大标准的译文加以探讨,旨在体现中医典籍书名的文化内涵,对不同书名中所蕴含的数字进行具体分析,剖析具体含义。

1. 《三因极一病证方论》

作者是南宋陈言,撰于 1174 年。该书原题《三因极一病源论粹》,简称《三因方》。作者认为:"医事之要,无出三因""倘识三因,病无余蕴"。"三因"即内因(七情)、外因(六淫)和不内外因,是作者在书中论述的重点,书名简称也可反映这一点。由此可见,三因中的"三"是确切所指,是实数。

"三因极一"的含义在其他医学典籍的论述中可以得知确切意思。如在《黄帝内经·素问·移精变气论篇》中提到："岐伯曰：治之极于一。帝曰：何谓一？岐伯曰：一者因得之。"在《四库全书总目提要》中也有论述："分别三因，归于一治。"因此，三因极一的"一"是虚指，并不是指某一种具体的治疗方法，而是指"治病的根本"。三个标准对《三因极一病证方论》的译文如下：

名词委版：*Treatise on Three Categories of Pathogenic Factors*

WHO 版：*Treatise on the Three Categories of Pathogenic Factors and Prescriptions*

世中联版：*Treatise on Diseases, Patterns, and Prescriptions Related to Unification of the Three Etiologies*

首先，从该书的简称可以看出，"三因""方剂"以及"三因极一"是整本书论述的重点，从简洁性原则来考量，名词委版译名最简洁；从准确性原则来看，名词委版显然漏掉了"方"的翻译，只翻译出了"三因"，而 WHO 版兼顾了"三因"和"方"。名词委版和 WHO 版都没有翻译出"极一"，只有世中联版用了 unification 一词译出了"极一"的意思，没有把"一"译为实数，意思传递准确；同时用 diseases, patterns and prescriptions 三个词对照译出了"病证方"，给读者传递了最大的信息量，但作为书名的翻译，则太过冗长。从统一性来考量，在翻译关键词"三因"时，名词委版和世中联版都采用了 pathogenic factors，世中联版则用了相对生僻的词 etiologies，不利于译名的统一。综合三个翻译原则，加之"三"是实数，必须译出，"一"是虚数，可省去不译，笔者认为 WHO 版译名去掉数词前面的定冠词 the 后，译名简洁、准确。

2.《十四经发挥》

《十四经发挥》是元朝滑寿撰写的经脉学著作,刊于 1341 年。其自序中云:"得经十二,任督脉之行腹背者二……目之曰《十四经发挥》。"《十四经发挥》的主要特点是以十二经脉的流注先后为序注明有关穴位,因为任、督二经也有专穴,故附入,总称为十四经。由此可以得出结论:这里的"十四"是实数,有确切所指,因此三个标准的翻译都符合简洁性、准确性,也做到了三种译文的统一。

名词委版:*Elucidation of Fourteen Channels*

WHO 版:*Elucidation of the Fourteen Meridians/Channels*

世中联版:*Elucidation of Fourteen Channels*

与该例类似的是《五十二病方》的翻译。其中,"五十二"是指具体的数量,是实数,概括了书中病方的数量,是整本书内容的高度概括,因此不应该模糊地译成 scores of,而应该译出具体数字,名词委版和世中联版的译文符合简洁性、准确性,也做到了两译文的统一。

名词委版:*Prescriptions for Fifty-two Diseases*

WHO 版:无该书名译文

世中联版:*Prescriptions for Fifty-two Diseases*

3.《备急千金要方》

唐朝孙思邈所著《千金要方》又称《备急千金要方》,被誉为中国最早的临床百科全书,成书于 652 年。孙思邈在《备急千金要方》序言中提到:"人命至重,有贵千金,一方济之,得逾于此。"此处的"千金"很显然不是实数,不是指"一千两黄金",而是虚数,重在体现医家对于"生命"的重视,体现中医"以人为本"的思想;"要方"指的是非常重要的方子。类似的书名还有《女科万金方》《金匮要略》等,"千金""万金""金匮"等用法也是为了突显典籍本身具有重要的价值,吸引读者的关注与重视。

　　对于《备急千金要方》这一书名而言,除了采用汉语拼音进行音译之外,其英文译名一直存有争论。到底采用哪种方法翻译最为恰当?笔者尝试从以下几个方面分析:①《备急千金要方》常被简称为《千金要方》《千金方》《千金》,又或者与《千金翼方》并称为《千金方》《千金》,总之"千金"不论对其全称,还是对其简称而言,都是关键词。"金"字在中国文化中也是重要的"意象",如中医重要的概念"五行",包含金、木、水、火、土五种元素,再如"黄金""金黄""金子""千金小姐"等中国老百姓所使用的日常表达,因此《备急千金要方》中"千金"这一关键词如果不译出的话,那么"金"这一意象也就无法传递。②在翻译时,亦可参考《金匮要略》这一典籍书名的翻译。虽然"千金"和"要"在语义上实际是重复的,但汉语跟英语的表达有所差异,汉语为了表达强调,多用重复表达,如"千叮咛万嘱咐""千方百计""千言万语"等。《金匮要略》中"金匮"字面意义上指的是"金色的盒子",据记载:"金匮"一词最早出现在《后汉书·萧望之传》中。据传,萧望之在西晋时期做官,非常聪明又有才华。有一次,萧望之去拜访了当时的皇帝司马炎,司马炎对他很赞赏,就问他有没有什么愿望。萧望之回答说:"臣愿得一座金匮,以收藏珍贵的书籍。"司马炎非常高兴,立即为他准备了一座金匮,并命令宫廷的文人将珍贵的书籍收藏其中。从此以后,"金匮"就成为形容珍贵书籍的代名词。由此可见,"金匮"和"要"在语义上也是重复的,但"金匮"从其引申意义看,省去不译的话既无法传达"金匮"在中国文化中区别于西方的独特的意象,也无法传达出"强调书的珍贵"这一特点。以李照国先生和罗希文先生翻译的《金匮要略》书名为例:李照国将其英译为:*Essentials of the Golden Cabinet*,罗希文译为:*Synopsis of Prescriptions of the Golden Chamber*。

比较后可见：前者比后者简洁，用 essentials 一词表示"要领""概要"，即对译"要略"一词，罗希文则用 prescriptions 补充了该书的实质为"医方"，synopsis 表示"概要""大纲"，对译"要略"。两位译者对"金匮"的选词也稍有不同，但都将"金匮"这一意象保留并译出。③《备急千金要方》书名属于中国特有的中医名词术语，在西方并不能找到对译的表达。这与"一诺千金"成语的英译有所不同。"一诺千金"在英语中可以使用对应的表达：A promise is a promise，或者 as good as gold，这样的表达在目标语国家中被视为简洁、地道，因此可以直接借用。

那么，如何既突显中医典籍书名的中国特色，又能兼顾书名的简洁性、准确性和回译性？试分析三个标准给出的《备急千金要方》译文。

名词委版：*Essential Recipes for Emergent Use Worth A Thousand Gold*

WHO 版：*Essential Prescriptions Worth a Thousand Gold for Emergencies*

世中联版：*Important Prescriptions Worth a Thousand Gold for Emergency*

首先，三个标准的翻译都存在一定的语法错误：英文中 gold 是不可数名词，不能直接用 a thousand 来修饰，必须借助"数词+量词"来表达，如一根金条 a piece of gold，一吨黄金 a ton of gold。"千金"符合英语语法的翻译应该是：thousand pieces of gold。其次，名词委版在翻译《五十二病方》时，"方"选用的词是 prescriptions，《千金要方》的"方"又另选用了 recipes 一词，没有做到自身选词的统一。Recipe 在 *Cambridge Advanced Learner's Dictionary*（3rd edition）中有如下解释：a set of instructions telling you how to prepare and cook food; a method or an idea，显然多用于表示"食谱"，容易让读者认为《千金要方》是一本关于食谱的书。因此遵循准确性和统一性原则，笔者建议改 recipes 为 prescriptions。

Sabine Wilms 将《备急千金要方》书名译为:Bèi Jí Qiān Jīn Yào Fāng(*Essential Prescriptions Worth a Thousand in Gold for Every Emergency*),从简洁性来说,该译名比三个标准的翻译稍显冗长,every emergency 可以用 emergencies 代替;a thousand in gold 这一表达也有失准确和规范,建议修改为 thousand pieces of gold。综合以上分析,《备急千金要方》书名可翻译为:Bèi Jí Qiān Jīn Yào Fāng(*Essential Prescriptions Worth Thousand Pieces of Gold for Emergencies*)。 在翻译实践中有一个现象不容忽略,那就是:中医典籍书名常以最简洁的方式出现在文本中,如《黄帝内经》常使用简称《内经》,英译时只需音译为 *Neijing*;《神农本草经》称为《本经》,译为 *Benjing*,并不会引发歧义和误读;《肘后备急方》常简要记作《肘后》,译为 *Zhouhou*;《备急千金要方》常被引作《千金》,只需译为 *Qianjin*,因此,在行文中,只需译出第一次出现的完整书名,为了行文方便,后文中则可以使用更为简洁的音译书名。

4.《万病回春》

该书是明朝龚廷贤的代表作之一,完成于 1587 年。序言云:"凡疾者疗之,沉疴顿起,如草木之逢春",故名《万病回春》。但书中记载病症仅 186 种,可见"万"并非指具体数量的病症,而是作为虚数,模糊化地表示该书对于各种疾病有很好的治疗效果。以下三个标准中的译文对于"万"作为虚数的理解准确,简洁易懂,只是统一性方面存在问题。

名词委版:*Curative Measures for All Diseases*

WHO 版:*Recovery from All Ailments*

世中联版:*Restoration of Health from the Myriad Diseases*

名词委版和世中联版把"病"翻译成 diseases,而 WHO 版用了相对生僻的词 ailments，而且 ailments 在词典中的释义是指"小病"，笔者建议改成 diseases 一词，来保持书名翻译的统一性。"万"字究竟该译成 all，还是该译成 myriad（无数的，种种的）。笔者认为，此处可以借鉴美国作家、诺贝尔文学奖获得者赛珍珠（Pearl S. Buck）所译《水浒传》的书名，她创造性地借用了《论语·颜渊》中的"四海之内，皆兄弟也"，将水浒传书名译为 *All Men Are Brothers*。综合考虑，笔者尝试提出自己的译文：*Recovery from All Diseases*。

通过比较分析含数字的一些典型的中医典籍书名，从三大标准的不同译文入手进行具体探讨，初步得出如下结论以抛砖引玉：首先要区别这些数字的虚实，分清他们在不同书名中的具体所指，避免死译、误译，在翻译时既要遵循语言简洁、准确原则，还要兼顾译文的统一性原则，避免多个译名并存，旨在有效促进中医药文化对外交流深入开展。对于中医典籍书名中包含的独特"意象"，译者需思考如何通过恰切的翻译方法向西方世界传递中国特色，讲好中国故事，通过"翻译"这座沟通的桥梁，维护并彰显中国话语特色。

（二）中医典籍书名中"方""经""论"的翻译

中医典籍是中华传统文化的优秀代表，书名大多用字凝练，且多用"经""论""方""纲目"等字或词来体现中医典籍的文体，最为熟知的如《黄帝内经》《神农本草经》《伤寒论》《千金翼方》《本草纲目》等，其中尤以"经""论""方"三字使用最多，是中医典籍书名中的高频词。然而，与"阴""阳""气"等已经使用了汉语拼音实现了统一不同的是，"方""经""论"等词在书名中的英译还存在着用词混乱、选词随意及译名不统一现象。这些词既能体现中医典籍的文体，也便于典籍归档分类，还起到导读的重要作用，对这些关键词的翻译影响着中医典籍书名翻译的国际规范化。

1. "方""经""论"在中医典籍书名中的使用频率统计

2004 年中医药学名词审定委员会制定的《中医药学名词》(以下简称名词委版)0.2 医史文献(02.01 医书)部分中收录了 98 本中医典籍的书名,其中含有"方"字的书名共 16 本,占比 16.32%;含有"经"字的书名共 8 本,占比 8.16%;含有"论"字的书名共 11 本,占比 11.22%(表 3-1)。

表 3-1 "方""论""经"在中医典籍书名中的使用频率统计

三大标准	"方"/"经"/"论"占比
名词委版	16.32%/8.16%/11.22%
WHO 版	15%/8%/15%
世中联版	16.34%/6.61%/11.28%

2007 年 WHO 西太平洋地区制定的《传统医学名词术语国际标准》(以下简称 WHO 版)"传统医学典籍"部分收录了 100 本(只统计中国作者)中医典籍的书名,其中含"方"字的书名共 15 本,占比 15%;含"经"字的书名共 8 本,占比 8%;含有"论"字的书名共 15 本,占比 15%。

2008 年由世界中医药学会联合会出版的《中医基本名词术语中英对照国际标准》(以下简称世中联版)附录 1 "中医典籍"部分收录了 257 本中医典籍的书名,其中含"方"字的共 42 本,占比 16.34%,含有"经"字的书名共 17 本,占比 6.61%;含有"论"字的书名共 29 本,占比 11.28%。

2. "方"的英译问题

由于篇幅所限,笔者仅选取三大标准中共有的中医典籍书名加以

分析,其中"方"的英译选词一致的仅有 3 本(表 3-2),所用的词都是
prescription 的复数形式;译名不一致的有 6 本(表 3-3)。名词委版
有三次使用了 recipes,一次使用了 remedies,一次使用了 formula
的复数形式 formulae,其余使用的是 prescriptions,没有做到自身
选词的统一;WHO 版使用了一次 formula 的复数形式 formulas;
世中联版使用了一次 formulary,其余都用了 prescriptions。

表 3-2 "方"英译一致的译名

中医典籍书名	名词委版译名 /WHO 版译名 / 世中联版译名
《肘后备急方》	*Handbook of **Prescriptions** for Emergency* *Handbook of **Prescriptions** for Emergencies* *Handbook of **Prescriptions** for Emergency*
《太平圣惠方》	*Taiping Holy **Prescriptions** for Universal Relief* *Peaceful Holy Benevolent **Prescriptions*** *Taiping Holy **Prescriptions** for Universal Relief*
《妇人大全良方》	*Complete Effective **Prescriptions** for Women's Diseases* *Compendium of Effective **Prescriptions** for Women* *An Complete Collection of Effective **Prescriptions** for Women*

表 3-3 "方"英译不一致的译名

中医典籍书名	名词委版译名 /WHO 版译名 / 世中联版译名
《备急千金要方》	*Essential **Recipes** for Emergent Use Worth a Thousand Gold* *Essential **Prescriptions** Worth a Thousand Gold for Emergencies* *Important **Prescriptions** Worth a Thousand Gold for Emergencies*
《千金翼方》	*A Supplement to **Recipes** Worth a Thousand Gold* *Supplement to the Essential **Prescriptions** Worth a Thousand Gold* *Supplement to **Prescriptions** Worth a Thousand Gold Pieces*

续表

中医典籍书名	名词委版译名/WHO 版译名/世中联版译名
《宣明论方》	*Clear Synopsis on **Recipes*** ***Prescriptions** and Expositions of Huangdi's Plain Questions* ***Prescriptions** and Exposition of the Huangdi's Plain Questions*
《太平惠民和剂 局方》	***Prescriptions** of the Bureau of Taiping People's Welfare Pharmacy* ***Prescriptions** from the Great Peace Imperial Grace Pharmacy* ***Formulary** of the Bureau of Taiping People's Welfare Pharmacy*
《刘涓子鬼 遗方》	*Liu Juanzi's **Remedies** Bequeathed by Ghosts* *Liu Juanzi's Ghost-Bequeathed **Prescriptions*** *Liu Juanzi's Ghost-Bequeathed **Prescriptions***
《世医得效方》	*Effective **Formulae** Handed Down for Generations* *Effective **Formulas** Handed Down for Generations* *Effective **Prescriptions** Handed Down for Generations of Physicians*

除了上述中医典籍书名中"方"的选词存在不一致的现象外,三大标准中与"方"有关的术语选词也不一致。名词委版"方剂学总论"部分将"方剂"翻译为 prescription;"方论"翻译为 discourse on prescription;"经方"翻译为 classical prescriptions;"时方"翻译为 non-classical prescription。但是,在翻译"单方"时译为 simple recipe,与之意义相对的"复方"又译为 compound prescription;"验方"和"秘方"分别译为 experiential effective recipe 和 secret recipe。在翻译具体方剂分类时用的是 formula,如清热剂 heat-clearing formula,温里剂 warming interior formula,等等。

在 WHO 版中,从第 259 页到 266 页涉及"方剂""经方""奇方/偶方/复方"等含有"方"的术语时,全部使用 formula 一词,但在书名中翻译"方"时,又多用 prescription。

世中联版中,从第 319 页到 380 页涉及"方剂"的部分,介绍了方剂的具体分类,如清热剂 heat-clearing formula,温里剂 warming interior formula 等等,所用的词都是 formula。

不难发现,"方"的翻译选词存在混乱现象,且选词具有随意性,甚至同一标准内选词都无法做到统一。对于这样一个书名中常用的高频词,其英译的不统一不利于中医典籍外文版本的归档分类,也不利于典籍书名的回译,译名选词的混乱更会令国外读者莫衷一是。

3. "方"的翻译原则

肖平在其论文《中医典籍书名的翻译》中认为:书名的英译应具有交际功能,避免译文欠简洁、欠准确、欠明确、疏于文化等问题。李照国先生在《论中医名词术语的翻译原则》中提出了中医名词术语翻译应遵循自然性、简洁性、民族性、回译性和规定性等原则。中医典籍书名作为中医术语国际标准化方案的一部分,其英译的原则也应该遵循中医名词术语的翻译原则,再结合书名自身的简洁性和高频词的特点,笔者认为宜遵循准确性、回译性和规范统一原则,使"方"的译名趋于统一。

(1)准确性原则:名词委版用了三次 recipe 的复数形式 recipes 来翻译"方",但在 Cambridge Advanced Learner's Dictionary (3rd edition) 中,recipe 的释义为:a list of foods and a set of instructions telling you how to cook something,意思是该词现在多用于饮食烹饪。这一点在维基百科词典(Wiktionary)中也可以得到佐证:A formula for preparing or using a medicine; a prescription; also, a medicine prepared from such instructions [from 16th c.]. Now especially, a set of instructions for making or preparing food dishes［from 18th c.］(18 世 纪 以来尤其用于饮食烹饪)。可见,recipe 经历了内涵和外延上的变化,如果按照 recipe 现在的用法,容易让西方读者将中医典籍误认为是烹饪书,造成归类上的困扰,也容易造成误读,因此需要弃用。

(2) 回译性原则:Remedies 是 remedy 的 复 数 形 式,在 Cambridge 词典中的释义为:something that makes you better when you are sick,举例为 a flu remedy;在韦氏词典中,remedy 的释义之一是:A medicine, application, or treatment that relieves or cures a disease,将该释义回译后,意思是"某种药物,或某种外用药或某种治疗方法来缓解或治疗某种疾病"。两部词典的释义回译后都没有"方"的含义,更多的是强调"用药物等治疗或缓解疾病",对应的汉语翻译是"治疗、疗法",而不是"处方"或"方剂"。可见,remedy 一词多译为"治疗""缓解"疾病,在翻译"方"时不具备回译性。另外,三大标准收录的含"方"的书名翻译中,remedy 使用次数极少,从中医名词术语统一的角度出发,也不建议使用。

(3) 规范统一原则:"方"的翻译主要症结在于选择 formula 还是 prescription。王塑在其硕士论文中提出:"方"在这里主要指的是专门记载和论述方剂的著作,即方书,并认为用 formulas 当为英译首选。笔者认为学界目前对于使用 formula 还是 prescription 尚未达成规范统一,二者皆有使用。首先,书名中含有"方"的中医典籍可分为三类:第一类是专门记载或论述方剂的著作,如清代汪昂的《医方集解》(1694 年),清代鲍相璈的《验方新编》(1846 年)等;还有一类指有处方的医书,如刘恕的《通鉴外纪》(1078 年)。但有些典籍,如《千金要方》(652 年)、《千金翼方》(682 年),虽以"方"为书名,实际上包括基础医学及临床分科。其次,三大标准中用 prescription 来翻译"方"的次数最多,prescription 在韦氏词典中的释义也包含了 formula,remedy 这些词:a written direction for the preparation, compounding, and administration of a medicine;a prescribed **remedy**; a written **formula** for the grinding of corrective lenses for eyeglasses; a written direction for the application of physical therapy measures (as directed exercise or electrotherapy) in cases of injury or disability。可见,prescription 的释义可以涵盖中医典籍书名中所指的"方"的意义。笔者因而建议, 在翻译中医典籍书名中的"方"时,可遵循规范统一原则,统一使用 prescription 一词。

(三) 融合儒释道文化的书名译介

中医药融儒、道、佛及诸子百家等中国传统文化于一体,中国古代 医家的思想也受到儒、释、道文化极大的影响,有些中医典籍从命名到 内容都融合了儒、释、道文化,文字古奥难懂且内涵丰富,容易给译入语 读者造成理解困扰(表 3-4)。作为译者,要先吃透这些书名的语言、文化 内涵,才能给译入语读者准确地传达医学和文化信息,消除交际障碍。

表 3-4 融合儒、释、道文化的书名译名

中医典籍书名	名词委版 /WHO 版 / 世中联版译名
《儒门事亲》	*Confucians' Duties to Parents* *Confucian's Duties to Their Parents* *Confucians' Duties to Parents*
《格致余论》	*Further Discourses on the Properties of Things* *Treatise on Inquiring the Properties of Things* *Further Discourses on Acquiring Knowledge by Studying Properties of Things*

中医典籍书名	名词委版／WHO版／世中联版译名
《重楼玉钥》	*Jade Key to the Secluded Chamber* 无 *Jade Key to the Secluded Chamber*
《银海精微》	无 *Essence on the Silvery Sea* *Essentials of Ophthalmology*
《秘传眼科龙 木论》	*Nagarjuna's Ophthalmology Secretly Handed down* *Nagarjuna's Secret Treatise on Ophthalmology* *Longmu's Ophthalmology Secretly Handed down*

1. 融合儒家文化内涵的书名译介

《儒门事亲》是金代张子和的医学著作,全面介绍了他针对各科疾病的临床治验、方药及创新。该书序言所言:"名书之义,盖以医家奥旨,非儒不能明;药品酒食,非孝不能备也。故曰:为人子者,不可不知医。"由此可见,古代医家深受儒家文化影响,提倡一定要以医孝亲。"儒门"指的是儒学门人,即古代知识分子。"事亲"则指的是儒家"以医药侍奉双亲"。三大标准的译文总体上出入不大,都翻译出了原书名的字面含义。从语言维来考量,WHO版用了单数形式,但后面紧跟着用了 to their parents,their 与 Confucian 单数形式语法上不对应,名词委版和世中联版则避免了这个问题;从文化维看,三个译文都译出了书名所包含的儒家文化内涵;但从交际维角度,原语的交际意图在译文中没有得到充分体现,换言之,译文对于译入语读者来说,可能存在交际障碍。

中医典籍是传统医学,古汉语的表述方式对于国内外读者有理解难度,作为译者,要尽量将古汉语的隐晦含义转换成译入语读者能够理解的、表达明确的实质信息,才能避免过于拘泥于、忠实于古汉语的字面形式,补足书名的"说明性"特征。因此,笔者建议从交际维角度,在 duties 前面补充 medical 一词,给译入语读者传递出该典籍的医学信息,让书名的译名真正能够起到"导读"和便于典籍分类的作用,有利于中医典籍的对外传播。

《格致余论》撰写于 1347 年,是元代朱震亨所作的我国第一部医话专著。他还著有《金匮钩玄》《局方发挥》和《丹溪心法》等医学著作,与张子和等并称"金元四大家"。"格致"即"格物致知",系儒家语,取"格致"命名,反映了其书的要旨在于考证推论、探究医理。"余论"是指基于先前研究后继续阐述自己的研究,正如著作序言中所言:"并述《金匮》之治法,以证《局方》之未备,间以己意附之于后。"从语言维看,世中联版译名过于冗长,与书名的简洁性特点不符,不如名词委版和 WHO 版译名简洁。WHO 版没有翻译出"余论"中"余"的含义,与原书序言中"间以己意附之于后"阐述不符。从文化维看,三个译名都译出了书名"格致"的含义,尤以 WHO 版使用"inquiring the properties of things"最为贴切。从交际维看,该书的医学信息在译名中也没有得到体现,与《儒门事亲》的翻译一样,笔者建议在 things 之前增补 medical 一词,并综合三个译名的整合适应选择度,进行"三维"转换,提出修改译名:*Further Treatise on Inquiring Properties of Medical Things*。

2. 融合道家文化内涵的书名译介

道家思想对中医学的形成和发展有着深远的影响,许多中医典籍直接以道家术语命名。《重楼玉钥》的作者是清朝郑梅涧,初刊于道光十八年(1838 年)。书中内容主要与喉、舌疾病及治疗有关。书名中的"重楼"不是中药"重楼"的名字,而是道家"十二重楼"的简称。"十二重楼"是指人的喉咙管有十二节,与现代解剖学中的"喉腔"相对应,在中医中称为"喉"。"玉钥"则是"舌"的别称。从语言维和文化维考量,名词委版和世中联版译名将"重楼"译为了"the secluded chamber"(隐秘房间),将"玉钥"译成"Jade Key"(玉钥匙),很显然是按其字面进行的语义翻译,没有准确传递道家文化意象。从交际维考量,原书是一部治疗喉舌疾病(laryngeal diseases)的医学著作,而翻译成"隐秘房间的玉钥匙"则可能让读者误认为该书是一部文学作品,很显然交际意图没有得以实现。为了提高译名的整合适应选择度,笔者综合语言、文化和交际维的"三维"转换,建议译为:*Chonglou and Yuyao: Treatment of Laryngeal Diseases*。 使用汉语拼音的方法是为了保留"重楼"和"玉钥"的文化意象,提高译名"语言维"和"文化维"的整合适应选择度,而副标题则为了提高"交际维"的整合适应选择度,三者之和才能提高书名译名的质量。

《银海精微》书名中的"银海"一词也源于道家术语。明代方回的《瀛奎律髓》引王安石之说,谓道家以肩为玉楼,目为银海。"银海"指的是"眼睛",而"精微"则是指"精细微妙"之意。中医典籍书名,如《外科精义》《外科精要》中的"精义""精要"与"精微"的意思相近,译者多用 essence 或 essentials 这两个词来翻译。从语言维来看,WHO 版用 silvery sea 来翻译"银海",回译之后的意思是"银色的海",与"眼睛"这一含义相去甚远;essence 后使用介词 on 也似有不妥。世中联版用 ophthalmology(眼科)一词则与"银海"的含义相适应。从文化维和交际维来看,世中联版译名没有按照"银海"的字面意思翻译,避免了译入语读者对于 silvery sea 的文化误读,准确、简洁地传递了《银海精微》作为一部眼科著作的医学信息,该译名的整合适应选择度较高。

3. 融合佛家文化内涵的书名译介

《秘传眼科龙木论》是我国现存最早的眼科专著,书中重点介绍多种眼科外治方法,著者不详,记录了唐代《龙树菩萨眼论》《刘皓眼论准的歌》等书籍内容。"龙木"即指古印度佛教哲学家"龙树",兼善医学,唐朝时期随印度佛教的传入而广为人知,经我国医学家吸纳、融合,写成眼科专著《眼科龙树论》。至宋代英宗赵曙时期(1064—1067),为避讳与"曙"同音而改为《龙木论》。从语言维和文化维来看,世中联版将"龙木"译为汉语拼音 Longmu 来翻译人名,但根据名从主人的规则,应遵从其梵语的名字 Nagarjuna;名词委版 Nagarjuna's Ophthalmology 这一表述也有不妥,回译后的意思是"龙木的眼科",将本该译出的"论"省去了。从交际维来分析,"秘传"在两个标准化方案中都按字面意思进行了语义翻译,分别译为 secret/secretly handed-down,这种译法很容易让译入语读者造成误解,认为该书不是严肃的医学典籍,而是与神话故事或迷信有关。实际上,中医典籍使用诸如"秘要""秘藏""密旨"这些词,如《外台秘要》《兰室秘藏》《小儿推拿秘旨》,以及托"黄帝""神农"之名等等都是为了说明书籍具有很高的价值,是我国古人一种"崇古"心理,也是中医典籍命名常用的特点之一,但如果现代的译者太注重字面意义上的"忠实",只按照字面直译,恐会造成交际障碍。因此,为了避免误解和误读,笔者建议只保留医学和文化实质,删掉 secret/secretly handed-down,改译为:*Nagarjuna's Treatise on Ophthalmology*。

中医典籍书名及其命名有着独特的中国传统语言和文化特点,尤其是含有儒、道、佛文化的典籍书名,同时又是医学科技文本,因此在翻译时译者必须了解所处的翻译生态环境,追根溯源,准确理解书名的含义,既要兼顾语言表达的准确性、简洁性,又要尽量反映中医典籍的医学和文化信息,体现交际性。生态翻译学理论中的"三维"转换翻译方法与这些特点契合度高,通过从语言维、文化维和交际维三个维度方面进行综合译名考量,有助于从整体上把握书名译名的整合适应选择度,降低书名质量评价的随意性,提高书名的翻译质量,这样才能将中医典籍所包含的双重信息准确呈现给目标语读者,避免造成文化误读。

第三节

中医文化负载词的译介

一、中医文化负载词及其传递策略

国内外不同学者对文化负载词有不同的定义和解释。Mona Baker 认为:"源语词可以表达一个在目的语文化中完全未知的概念,涉及宗教信仰、社会习俗或食物等抽象或具体概念,这些词语通常被称为文化负载词。"廖七一将其定义为:"标志某种文化中特有事物的词、词组和习语。这些词汇反映了一个民族在漫长的历史进程中逐渐积累并与其他国家截然不同的独特方式。"相似的概念或叫法还有"文化缺省""词汇空缺""文化专有项"。王东风教授则认为:"文化缺省是在交流过程中省略共享语篇外的文化背景知识。对于不属于该文化的接收者而言,文化缺省会导致语篇内信息与语篇外的知识和经验间的脱节,创造了语义真空,从此无法建立起理解话语所必须的语义和情景的连贯性。"胡文仲将文化负载词分为四类:①指示意义相同,联想意义不同;②指示意义相同,联想意义部分相同;③指示意义相同,在一种语言中有丰富的联想意义,在另一种语言中没有;④每种文化中特有的词汇,即文化中的词汇缺项。关于中医文化负载词,学界目前尚未有确切定义,但参照上述文化负载词的定义和分类,可以归结为中医文化负载词是中医学所特有的文化词汇,大致可包含人名、地名、中医名词术语、中医哲学概念等。

屠国元指出:译者在处理文化个性时,各种补偿手段势在必行,并认为加注(包括附注、脚注、尾注等)补义是移植文化的有效补偿手段。从《千金要方》海外译本整体来看,Sabine Wilms 将翻译与文本内注释、文本外注释相结合,不仅在注释中加入个人对文本的理解和评论,还添加了其他学者的评注,目的是让读者更全面地了解异质文化传递的实质信息,不失为一种注释形式的创新。以"少小婴孺方"序例第一部分的译释为例,据笔者不完全统计,译者共添加 56 条脚注,长短不一,其中还引用《诸病源候论》《外台秘要》《外科启玄》《抱朴子》等典籍来进一步阐释说明《千金要方》中提及的文化负载词和中医病证,无疑是对原文及译文的丰厚补偿;另外添加学者 Brenda Hood 的评论(Commentary)3 条,或补充阐释小儿之气(the force of qì)的特点,或详加解释小儿"变蒸"(transformations and steamings)的内涵,或提出"灸瘢"(moxibustion scars)对于小儿是否适用的评论。总体来说,《千金要方》海外译本的翻译与文本内、文本外注释以及其他学者的评注共同建构了形式上的"丰厚翻译"。那么,这种形式上的"丰厚翻译"能否保证异质文化传递的准确性、有效性? 试举一例。

原文:治小儿惊,辟恶气,以金虎汤浴。金一斤,虎骨头一枚,以水三斗,煮为汤浴。但须浴即煮用之。

译文：To treat fright in small children and to avoid malign qì, bathe them in Jīn Hǔ Tāng. Take one jīn of gold and one tiger skull and decoct these in three dǒu of water to make a bathing decoction. But you must wait until you [are ready for] the bath and then decoct it for immediate use.

注 释：It is very interesting that the parallel prescription in the *Sūn Zhēn Rén* edition is almost literally identical but uses not a tiger's skull but "skulls from large insects" (dà chóng tóu gǔ 大虫头骨) instead.

分析：该注释是译者对于"老虎"在"孙真人"版本中叫作"大虫"的评论，体现出注释"沟通读者"的功能，即译者把翻译时的感悟向读者沟通说明。笔者认为，这种注释方式值得借鉴，但该例从侧面反映出译者不理解"老虎"为什么称作"大虫"这一文化现象，反而削弱了沟通读者的功能，有可能造成异域读者的误读。《水浒传》武松打的"吊睛白额大虫"，国内读者可谓家喻户晓，类似的说法还有"蛇"称作"长虫"，二者都不能直接译为 insects，但对于海外译者，这些异质文化因子则常常成为翻译过程中莫名难解的"绊脚石"，在添加注释时既要考虑形式上的功能需要，更要考虑内容上的准确性及有效性。

二、文化负载词的译释方法

中医典籍具有言简义博、一词多义的语言特点，文化内涵丰富，集哲学、文学、医学于一体，古、今、中、外视域差异较大，尤其是其中的专有名词、哲学术语等，给译者带来不小的挑战。《千金要方》中涉及不少专业名词,与现代汉语中的专有名词差异较大,有的同名异义,如"长沙",在现代汉语中指的是城市名"长沙",不加注释的话读者很难理解"医圣"张仲景被称作"张长沙"的原因;有的则一名多义,如"齐",古代汉语中既可指地名,又可指朝代,译者如果不详加考据,译文就会与原文南辕北辙。因此,为了弥合古、今、中、外的视域差,译者往往会选择正文翻译加文本内、外注释的译释方法。但学界对于译注的质量分析和接受有效性关注相对较少,尤其是晦涩难懂、一词多义等"语义真空"文化负载词的注释,笔者认为可从考据的充分性、译释的准确性和文化传真度三个方面综合考量。

1. 考据的充分性

◎ 例1

原文:中古有巫妨者,立小儿《颅囟经》以占夭寿,判疾病死生,世相传授,始有小儿方焉。

译文:In mid antiquity, there was a person named Wū Fáng who wrote the *Lú Xìn Jīng* for small children, to divine their premature death or longevity, and to judge whether diseases would end in life or death. Passed down to posterity, this is the first text to contain treatments for small children.

注释:Lú Xìn Jīng《颅囟经》: The "Fontanel Classic" is an only partially transmitted text from either the late Zhou or Easten Han period that discusses etiologies and treatments for children so young that their fontanels have not closed yet, hence the title of the text. It is recorded in the Song dynasty bibliographic record as a two-volume text. In the *Zhū Bìng Yuán Hòu Lùn*, the author's name is written as Wū Fāng

巫方,which would arguably also be translated as "Treatments by Shamans".

分析:曹明伦曾指出:"注释要做到准确精当,不误导读者,译者应尽量使用两种以上权威资料相互印证,若两种资料不一致,还得使用其他资料。"注释中《颅囟经》的作者和成书年代争议较大,并无定论。一种说法为该书作者为托名周穆王时"师巫"所传,又名《师巫颅囟经》;一种说法为东汉时期卫汛所撰;还有记载认为该书明代后已佚,作者佚名。译者对于"巫妨"的注释仅以《诸病源候论》中所提到的人名"巫方"为佐证,并未为读者提供与"师巫"或"卫汛"相关的信息,属于"注释不足"现象。因此笔者认为该注释有待进一步考据和改进。另外,译者认为"巫方"可以阐释性地翻译为"Treatments by Shamans",回译后的意思是"萨满的药方",与人名相去甚远,正如译者自己的评论,该注释确有争议(arguably)。

◎ 例2

原文:蓐里儿服二丸,随儿大小,以意增减之。

译文:For a baby still in childbed, administer two pills〔per dose〕. Increase or reduce the dosage at your discretion in accordance with the child's size.

注释:Editorial comment: Master Cuī 崔氏 calls this formula "Five Frights Pill".

分析:该例是《少小婴孺方上·客忤第四》中提及的"龙角丸"——主小儿五惊夜啼方。注释中的 editorial comment 指的是《千金方》原校注本中的小字注文,译者用 editorial comment 来说明,注文意思是:崔氏称"龙角丸"为"五惊丸"。遗憾的是译者并没有进一步为读者阐释"崔氏"是何人,为何她要译为"Master Cuī",也存在考据不充分的现象。通过进一步考据可知:"崔氏"指的是崔知悌(615—685),与孙思邈同为隋唐时期知名医家,其著作可考《外台秘要》所录《崔氏别录》《炙骨蒸法图》。由此不难看出,译者进行充分的考据对于中医典籍译释而言十分必要,特别是对于异域读者难以理解的文化现象,译者需要从内容上进行丰厚、全面的译释。

2. 译释的准确性

◎ 例3

原文:逮于晋宋,江左推诸苏家,传习有验,流于人间。

译文:Arriving at the Jìn and Líu-Sòng periods, the region to the east of the Yangzi River held the various members of the Sū clan in high esteem, transmitting and collecting their experiences and passing them on among the population.

注释:Jìn Sòng: These dynasties date to the third to fifth centuries BCE.

分析:该例中涉及朝代"晋宋",译者在译文中增补了the Jìn and Líu-Sòng periods. 晋宋指的是我国历史上晋朝和刘宋时期,也称晋朝和南朝宋,时间是从265年至479年。"江左"是一个地理名词,因古代以东为左,以西为右,江左即"江东",译者增补出"江"的实指:扬子江,即长江。总体来看,译者对于"晋宋""江左"的翻译增补准确恰当,但注释中BCE的标注失误,BCE是before the Common Era(公元前)的缩写词,实际应改为CE(公元)。类似于朝代、地点等关键信息应准确无误,译者应竭力避免此类错误。

◎ 例4

原文:齐有徐王者,亦有小儿方三卷。

译 文:The state of Qí had King Xú, whose writings also

include three volumes of treatments for small children.

注释 1：Qí 齐：Roughly equivalent with modern-day Shāndōng.

注释 2：Xúwáng 徐王：This is a reference to Xú Zhīcái 徐之才，a famous doctor with high status at court from a long family lineage of physicians. He was particularly well known for his skills in compounding formulas，but also for his month-by-month instructions on nurturing the fetus during pregnancy. See my translation of Sūn Sīmiǎo's three volumes on gynecology，Beì Jí Qiān Jīn Yào Fāng: *Essential Prescriptions worth a Thousand in Gold for Emergency* Vol. 2-4，pp. 101-126 for more information on this important topic. I have not been able to find any further information on the "three volumes of treatments for small children" mentioned here.

分析：在译文中，Sabine Wilms 将"齐"译为 the state of Qí，认为"齐"是指"齐国"，并在注释 1 中进一步说明"齐"大致指的是"现在的山东"，实际上她误将朝代名称理解为地名。译者只需稍加考证便可发现：第一，孙思邈所处的时代，山东不以"齐"为称。其次，徐之才（505—572）所处的朝代是北齐。第三，虽然有文献提到祖籍为东莞姑幕人（今山东诸城），但其先世早已迁居丹阳（今安徽当涂），他也成为丹阳人。之所以被称为"徐王"，指的是他被封为西阳君王，可参考清朝姚振宗《隋书经籍志考证》云："案，此称徐王者，以之才仕北齐，封西阳王故也。"在注释 2 中，Wilms 既没有给出徐之才的生卒年份，也没有为读者解释为什么他被尊称为"徐王 King Xú"。这些需要补充的关键信息没有为读者提供，只是简单解释了"徐之才是知名医生，在朝廷地位高，世代行医"，随后把重点放在介绍徐之才的医药著作《逐月养胎方》以及与此相关的个人译作，最后指出"没有找到与《小儿方》相关的信息"，实为注释内容的冗余，实际上《小儿方》目前已佚，但确实是徐之才著作之一。笔者认为，译者在使用文本外注释时，需谨慎对待，把握好阐释的"度"，不宜缺少对关键信息的阐释，造成"注释不足"，也不宜"注释过度"，造成信息冗余，更要保证翻译和注释的准确性，避免"译释不准"等现象，三方面兼顾才能真正发挥注释的本质作用，保证文本的译释效度。

古汉语具有词简义深的特征，意即表达高度概括而信息密度大，中医典籍语言也是如此，突出表现在一词多义和古今异义等方面，给译者造成不小的困扰。

◎ 例5

原文：故今斯方，先妇人、小儿，而后丈夫、耆老者，则是崇本之义也。

译文：Now the present collection of treatments is arranged by placing the treatments for women and children first, and those for husbands and the elderly afterwards.

分析：该例中，译者将"丈夫"译为husbands，显然不了解"丈夫"一词的多义性。《古汉语常用字字典》中，"丈夫"指的是"成年男子"，并非现代意义上的"女子的配偶"。如杜甫《赤霄行》："丈夫垂名动万年。"即便现在，中国老百姓在日常用语中也使用"男子汉，大丈夫"这样的表达，也不单指"女子的配偶"。故应将husbands改译为men。

◎ 例6

原文：凡生后六十日瞳子成，能咳笑应和人。

译文：In all cases, sixty days after birth the pupils are completed and [babies] are able to smile and laugh and respond to people.

◎ 例7

原文:至一百二十八日四变,变且蒸,以能咳笑也。

译文:Arriving at the fourth transformation on the 128th day, which is a combination of transformation and steaming, the baby is consequently able to cough and laugh.

分析:该例中的"咳笑"一词鲜明地体现了"古今异义"的特征。咳笑之咳,音同孩,谓婴儿笑。《说文解字·口部》:"咳,小儿笑也。"并非现代汉语中咳嗽之咳。例6的译文反映了译者对"咳笑"的理解准确,例7译文则体现了译者因疏忽大意而造成无意误译。

3. 文化的传真度

◎ 例8

原文:倘表证未除,不防仍用桂枝,不失南阳本来圣法。

译文:In the event that the exterior patterns is not yet eliminated, you can still use guìzhī with no harm. Thus you do not lose the sage's method that originally came[from Zhāng Zhòngjǐng]from **Nányáng**.

分析:我国古代文献中,提到人名时,常常用"地名名人",大致分为以下几种情况:①以其出生地命名,如柳宗元因出生于河东(山西永济),世称"柳河东";张九龄生于韶州曲江(今广东韶关),因而别号"曲江"。②因居官之地而名号,如柳宗元任柳州(广西柳县)刺史,"柳柳州"则是他的名号。③以居住地之名名号,如李白,因曾居住在四川彰明的青莲乡,故号"青莲居士"。《千金方》也不例外,在提到医圣张仲景时,或用其出生地(东汉南阳涅阳县)之名,称呼其"南阳",或用其居官之地(张仲景曾任长沙太守),呼其为"张长沙"。该段翻译中,Wilms采用文内加注的方式,用大括号增译出"南阳"实为医圣张仲景,与前文中的 sage 对应,但又在括号后译出 Nányáng,表明译者并不理解我国古代"地名名人"的用法。另外,Nányáng 在西方读者看来并不是像 Qi,Taiji,Wuxing 那样已经普遍接受,反而是陌生的汉语拼音符号,不加解释也有可能误认作人名。武玉梅指出了以地名名号的缺点是:在某些语言环境中不知是指人还是指地,容易造成误解。因此,笔者尝试提出改译:根据我国古代"地名名人"的传统,正文中将"南阳"直接译为 Zhāng Zhòngjǐng,避免读者误解,并加文本外注释:Nányáng was the place where Zhāng Zhòngjǐng was born. There existed a tradition in ancient China that a person was also named after one's birthplace or residence or the place where one served as an official, etc., hence, Nányáng here refers to Zhāng Zhòngjǐng who was crowned "medicinal sage".

这样的文本外注释有其必要性,因为在《千金要方·上少小婴孺方下·咳嗽第六篇》中,孙思邈又以居官之地名"长沙"来称呼张仲景,Sabine Wilms 在译文中使用了汉语拼音 Chángshā,并添加了相应的文本外注释,如例 9 所示。

◎ 例 9

原文:皆长沙方中变法。岂特婴儿主治哉。

译文:Both of these formulas are modifications of formulas from **Chángshā**. How could these formulas possibly be indicated specifically for infants alone!

注释:A reference to Zhāng Zhòngjǐng's classic formulas from the Shāng Hán Lùn.

分析:长沙在现代语境下对于读者而言很容易理解为城市名。原文中"皆"指的是上文提到的张仲景《伤寒论》中的经方"桂枝汤"和"麻黄汤"。Sabine Wilms 在注释中说明了这一点,但仍然没有为读者解释 Chángshā 实则指的是张仲景,笔者建议在译文中直接将"长沙"译为 Zhāng Zhòngjǐng,并在注释中增译:Chángshā was the place where Zhāng Zhòngjǐng once served as an official, hence he was named after Chángshā abiding by this ancient Chinese tradition. 王翔认为:"译者应努力做到不重复注释",根据对于已经在注释中详细解释过的文化现象,添加类似的注释时,尽量用简洁的文字,避免重复注释。因此笔者认为例 8 笔者修改的注释中已经为读者说明"地名名人"的三种情况,此处对于仲景被称为"张长沙"的注释简略说明即可。

◎ 例 10

原文:新生三日后,应开肠胃,助谷神。

译文:After the third day after birth, you should open up the〔new-born child's〕intestines and stomach to assist the grain shén.

◎ 例 11

原文:小儿本无内虚,故损去干姜之辛烈,不使真阴受困耳。

译文:Small children originally do not suffer from internal vacuity, and we therefore remove the acrid fierceness of gānjiāng, to prevent encumbering true yīn.

分析:例 10 中的"谷神"和例 11 中的"真阴"属于中国哲学术语,译者采用的翻译方法仍是直译,分别译为"the grain shén"和"true yīn"。译者没有把"神"简单地对译为 spirit(神灵),这一点值得肯定,因为 spirit 在西方文化中具有宗教的神性,与中国哲学的"神"含义不同,不宜迳译。《老子》第六章谓:"谷神不死,是谓玄牝。玄牝之门,是谓天地根。绵绵若存,用之不勤。"其中,"谷神"二字解法众多。理雅各将其翻译为"valley spirit",明显不符合例 10 语境下的"谷神"之意。"开肠胃,助谷神"属于并列关系,指的是:新生儿出生三天后,应借助喂食促进其肠胃功能,"实其腹"。译者按字面意思译为 grain shén,回译之后恐怕不能让异域读者明白"谷神"的真正含义,建议添加注释:谷神,literally translated as grain shén,here means "make something full";"助谷神"refers to "fill the stomach with grain"。

同理,"真阴"仅仅译为 true yīn 也会让读者不解其意。例 11 原文的意思是:小儿一般阳气盛,没有内虚,干姜"大辛大热,阳中之阳……多用则耗散元气",因此不宜用于小儿,容易损伤肾阴。在中医语境下,"真阴"指的是"肾阴",与"真阳"相对,"真阳"即肾阳,二者相互依存。"真阴"这一概念对于熟通中医者往往不言自明,译者译为"true yīn"是对这一医哲术语概念没有理解透彻。有学者认为:中医文化的异质性在对外译介中应尽力保留,而绝非抹去,因此,笔者认为可保留"true yīn",后附文内注释(kidney yin),便于读者理解其医学内涵,结合语境从医理上理解这一术语。总之,译者使用文内或文外注释可填补异质文化潜在的"语义真空",还应做到当注应注、译释结合,真正发挥注释的"文化传真"作用,给读者提供"深度"理解中国古代文化的有效信息。

方梦之先生认为:注释的主要目的在于解惑、补充或说明译法,但译者必须保证注释的正确性,否则宁可阙疑,这说明译释的准确性是考量翻译质量的首要标准,典籍译释更应遵循此标准,因为高质量地译介中医典籍对于传播中华优秀传统文化意义重大。因此,在翻译过程中,译者有必要对于异质文化因子进行细致的考据,进而提高翻译与注释的准确性,当注应注、译释结合,以尽力实现原文本、译文本和读者视域融合的翻译效果,提高译语传播语境下的文化保真度,这样更能发挥注释在典籍翻译中的重要功能,真正实现译本在形式上和内容上的"丰厚",提高译本的传播和接受的有效性。

病证名与方剂名的译介

一、《千金要方·少小婴孺方》特点

我国中医儿科学有着悠久的历史,比西方儿科学的起源要早得多,涉及儿科的中医药古籍也相当丰富。儿科真正成为一门"专业"是在隋唐时期,隋朝太医署首设"少小"科,使小儿病诊治走向专门化,为儿科学专科的形成奠定了基础,如隋末的巢元方著有《诸病源候论》五十卷,其中卷四十五至五十卷记载了儿科杂病证候及其诊疗方法;唐代"药王"孙思邈格外重视妇、儿疾病的诊疗,倡导分科论治,其著作《千金要方》卷二至卷四先论妇科、卷五"少小婴孺方"单列儿科,对后世儿科学的发展起到承前启后、继承创新的重要作用。其中许多知名方剂,如被誉为"治小儿痫第一方"的"龙胆汤",至今仍有重要的临床借鉴意义。

《千金要方》卷五即"少小婴孺方"分为上、下两部分,包含了序例、初生出腹、惊痫、客忤、伤寒、咳嗽、癖结胀满、痈疽瘰疬、小儿杂病九篇,据笔者不完全统计,共记载儿科病名近百个,并且包含各类治疗方剂、针灸、推拿之法,许多疾病名称及方药沿用至今,临床上仍然用于治疗儿科常见病,如小儿惊、痫等病证。另据笔者不完全统计,《千金要方》卷五"少小婴孺方"译本中共包含方 293 首,法 61 首,共计 354 首,其中上部含方 15 首,法 45 首,共计 60 首;下部含方 278 首,法 16 首,共计 294 首。"方多法广"是《千金要方》的一大特色,也构成了翻译的重点和难点。

《千金要方》对我国古代儿科发展与域外传播具有重要的历史意义,其英译本的译介能够让世界了解中医儿科的先进性,让更多中医典籍发挥当代价值,借助翻译之桥让中医为全人类服务,研究《千金要方》英译本及其海内外传播也有利于探寻向世界讲好"中医故事"的翻译之道。

二、儿科病证名、方剂名的翻译

1. 解颅

病证名,又名囟解、囟开不合。因父母精血不足,小儿先天肾气亏虚,脑髓失养而致,症见囟门应合而不合,骨缝开解。详参《诸病源候论》卷四十八·解颅候。

◎ 例 1

原文:其惊痫、客忤、解颅、不行等八九篇合为此卷。

译文:The eight or nine chapters on fright seizures, intrusive upset, separated skull, failure to walk, etc. are here combined into the present volume.

注释:Separated skull, or in other words failure of the

fontanels to close at the appropriate time after birth, is the name of a pathocondition, translated as "ununited skull" by Wiseman. According to the Zhu Bing Yuan Hou Lun, it is caused by an insufficiency of paternal essence and blood, which leads to a scarcity of prenatal kidney qi and failure to nourish the brain and marrow. See the corresponding entry in the Zhū Bìng Yuán Hòu Lùn vol. 48, entry on "separated skull".

◎ 例 2

原文：治小儿解颅方。

译文：A formula for small children, to treat separated cranial bones.

评注：I translate this technical term literally as "separated cranial bones" based on the explanation of this condition in the Zhū Bìng Yuán Hòu Lùn.

分析：例 1 和例 2 都提到了"解颅"这一小儿病证名，该术语出自《诸病源候论》，译者在对例 1 注释和例 2 的评注中都进行了考据、说明，同时提供了英国汉学家 Nigel Wiseman 的英译"united skull"，分别来阐释译者对中医"解颅"概念的理解，即"小儿颅缝解开"。她采用直译方法保留了中医典籍术语的原本含义，没有像其他译者采用意译法 cranial disease 与西医词汇 pediatric hydrocephalus（小儿脑积水）来对译，因为中医解颅的概念指的是"小儿颅缝解开，头颅增大"，与西医"脑积水"概念有所区别。需要指出的是：两个例子分别出自《少小婴孺方》译作前后两部分，译者却给出两个不同的英译术语，回译后都对应"解颅"的字面意义，但按照国际通行的病名英译原则,同一术语英译前后应保持统一;其次,一般而言"skull"包含"cranial bones"(颅骨)和"facial bones"(面骨)两部分,故笔者认为可统一使用例 2 的译法"separated cranial bones",突出强调"颅骨",似更能体现中医病名译释的准确性和严谨性。

2. 不行

病证名,即行迟。因先天禀赋薄弱,肾虚骨软而致小儿行走迟缓。

◎ 例

原文:其惊痫、客忤、解颅、不行等八九篇合为此卷。

译文:The eight or nine chapters on fright seizures, intrusive upset, separated skull, failure to walk, etc. are here combined into the present volume.

注释:This is a reference to delayed walking, a condition that is related to kidney vacuity and soft bones due to weak prenatal endowment.

分析:例句中"不行"即行迟。因先天禀赋薄弱,肾虚骨软而致小儿行走迟缓。译者译为"failure to walk",回译后指的是"不能行走",容易产生误解,让人认为小儿不具备行走能力。但她在注释中进一步解释了"不行"的实际内涵,即 delayed walking(行走迟缓)。之所以直接按照中文表达进行直译,似是译者为了尊重原文术语的特色,并进行注释解释,既忠实于原文,又兼顾了读者对病证名术语的深入理解,笔者认为此法体现了译者翻译过程中既注重"求真"又注重"务实"的翻译理念。

如果单独将术语"不行"进行翻译的情况出现时,最好还是译为failure to walk(delayed walking)这一方式,将直译与意译相结合,将读者对病证术语误解的情况降到最小化。

3. 变蒸

又名小儿变蒸。指婴幼儿在生长发育过程中,按一定时间规律出现的生理变化。变蒸之时或有身热、脉乱、汗出等症,而身无大病者。此说始于西晋王叔和所著《脉经》。隋唐以后,内容不断补充,其说益繁。正如译者在注释中所释,该术语在《诸病源候论》卷四十五解释为:"小儿变蒸者,以长气血也。"《千金要方》卷五中继承并发展了这一论断:"凡小儿自生三十二日变,再变为一蒸。凡十变而五小蒸,又三大蒸,积五百七十六日,大小蒸都毕,乃成人。"并谓"小儿所以变蒸者,是荣其血脉,改其五脏。"《外台秘要》:"其变蒸之候,令身热,脉乱,汗出,目睛不明,微似欲惊。"明朝张景岳对此持有异议。《景岳全书·小儿则》:"凡属违和,则不因外感,必以内伤,初未闻有无因而病者,岂真变蒸之谓耶?"清朝陈复正支持这一见解。多数医家认为变蒸不是疾患而是小儿发育中的一种自然表现。

"变蒸"是在《千金要方·少小婴孺方》第一章反复出现的中医病证术语。自古至今,中国民间百姓也将小儿变蒸的过程称为"烧长",《千金要方·少小婴孺方》原文中孙思邈如是描述变蒸:"小儿所以变蒸者,是荣其血脉,改其五脏,故一变,竟辄觉情态有异""且变蒸之时,不欲惊动,勿令旁多人。儿变蒸或早或晚,不如法者多。又初变之时,或热甚者,连日数不歇,审计变蒸之日,当其时有热微惊,慎不可治及灸刺,但和视之。若良久热不可已,少与紫丸微下,热歇便止。"孙思邈还提醒需慎重对待小儿变蒸,不可过度干预治疗,也不宜使用艾灸或针刺,仅在小儿发热时间过长时,少与紫丸,使热稍下,热下即停药。因此,这一术语与西医中的"发烧"有所区别。试比较以下几种译法:

谢竹藩版:Developmental fever; growth fever

世中联版:Growth fever

WHO 版:Growth fever

Nigel Wiseman 版:Transmutation and steaming

◎ 例1

原文:小儿所以变蒸者,是荣其血脉,改其五脏,故一变,竟辄觉情态有异。

译文:The reason why babies pass through these transformations and steamings is so as to make their blood and vessels thrive and alter their five zàng organs. For this reason, as soon as the first transformations is finished, you can sense a difference in their condition right away.

◎ 例2

原文:至一百二十八日四变,变且蒸,以能咳笑也。

译文:Arriving at the fourth transformation on the 128th day, which is a combination of transformation and steaming, the baby is consequently able to cough and laugh.

分析:前三种译法都采用了意译法,将"变蒸"都译作西医中的 fever 一词。Nigel Wiseman 和 Sabine Wilms 则倾向于采用直译,按"变蒸"的字面意思译出,相较而言更有利于保留和传递中医术语的文化和民族特色。另外,该例中的"咳笑"一词鲜明地体现了"古今异义"的特征。咳笑之咳,音同孩,谓婴儿笑。《说文解字·口部》:"咳,小儿笑也。"并非现代汉语中咳嗽之咳,应改译为:the baby is consequently able to laugh。

关于"变蒸"这一小儿特征,译者还请学者 Brenda Hood 在其后给出了注评:

Transformations and steamings as described in this text

seem to point to the idea that they are part of the normal process of incarnating and become a human being. Given this, I think it makes an interesting contrast to the modern obsession with reducing fever in infants.

According to Chinese medicine theory, infants are pure yáng transforming into a yīn body. The classical description says that this is the reason that small children run everywhere. The Moon is the ultimate reference to yīn so this statement may be a way of saying that transformations and steamings are part of the process of spirit/consciousness incarnating into human form.

分析:在这条评论中,值得注意的是 Brenda 做出了中西医学对于处理小儿发热的不同方式:中医认为小儿变蒸时的发热应根据具体情况,不建议一发热就立即给小儿降温,而是视"变蒸"为"they are part of the normal process of incarnating and become a human being"(小儿在成人过程中的正常一部分),不同于现代西医采取的 obsession with reducing fever in infants(强制为小儿降温)。

4. 紫丸

原文:治小儿变蒸,发热不解,并挟伤寒温壮,汗后热不歇,及腹中有痰癖,哺乳不进,乳则吐哯,食痫,先寒后热者方。

(1)上四味末之,巴豆、杏仁别研为膏,相和,更捣二千杵,当自相得,若硬,入少蜜同捣之,密器中收。

代赭	/一两
赤石脂	/一两
巴豆	/三十枚
杏仁	/五十枚

（2）三十日儿服如麻子一丸，与少乳汁令下，食顷后，与少乳勿令多，至日中当小下，热除。

（3）若未全除，明旦更与一丸。

（4）百日儿服如小豆一丸，以此准量增减。

（5）夏月多热，善令发疹，二三十日辄一服佳。

（6）紫丸无所不疗，虽下不虚人。

译文：Zǐ Wán（Purple Pill）

Indications

A formula to treat transformations and steamings in young children with heat effusion that fails to resolve, compounded by vigorous warmth from cold damage, heat that does not subside after sweating, as well as the presence of phlegm aggregations in the abdomen, inability to ingest breast milk or other foods, vomiting upon nursing, food seizures, and first [aversion to] cold and then heat [effusion].

Ingredients

dàizhě	/ 1 liǎng
chìshízhī	/ 1 liǎng
bādòu	/ 30 pieces
xìngrén	/ 50 pieces

Preparation

（1）Pulverize the four ingredients above. [First] grind

the bādòu and xìngrén separately into a paste, then mix everything together. Pound it another 2 000 times with a pestle until it is all thoroughly blended. If it is [too] stiff, add a little honey and pound it in. Store in a tightly sealed jar.

(2) For a 30-day-old child, administer one pill.

注释:According to the Zhū Bìng Yuán Hòu Lùn(vol. 45, entry 2), "transformations and steaming"(biàn zhēng 变蒸) signify the growth of blood and qì. Biàn 变 (transformation) refers to the ascent of qì, while zhēng 蒸 (steaming) refers to the presence of heat in the body. The key sign by which we differentiate transformations and steaming from conditions of heat or cold damage is that while the body is hot, the ears and buttocks are cold.

分析:孙思邈认为"紫丸"这一方剂是治疗小儿变蒸的良方,另外还可以治疗"痰癖"和"食痫"等小儿常见病证。译者在翻译方剂名时,采用"音译 + 英译"的方法,先用汉语拼音加音调,将英译置于括号内,为了更加方便读者理解,译者增补了 indications(主治)、ingredients(药物成分)和 preparation(制剂)等词,补充译出了原文隐含的意思。

5. 惊痫

病证名。因小儿心肝热盛,复被惊邪所触,神气溃乱而致,症见发时吐舌急叫,面色乍红乍白,怵惕不安,如人将捕之状。《诸病源候论》卷四十五·惊痫候可资参阅。

◎ 例

原文:少小所以有痫病及痉病者,皆由脏气不平故也。

译文:The reason why **seizures** and **tetany** occur in very early childhood is always that visceral qì is not even.

注释:Fright Seizures is the name of a pathocondition that is caused by an exuberance of heat in the heart and liver of young children. When this heat exuberance is compounded by fright, this condition results in derangement of the Shén and of qì. Other key signs of fright seizures include vomiting ,an abruptly alternating red and white facial complexion, and panic and disquietude, as if someone were trying to grab them. See Zhū Bìng Yuán Hòu Lùn vol. 45, entry 10. For more detailed descriptions and treatment strategies, see chapter three of the present book, which is dedicated to the topic of fright seizures (pp. 109-232 below).

分析:孙思邈在《千金要方·少小婴孺方上·惊痫第三》篇中,详细论述了小儿易患的痉病(tetany)与痫症,诸如阳痫、阴痫不同类型,表现症状也不同,并论述道:"凡小儿之痫有三种:有风痫,有惊痫,有食痫。然风痫、惊痫时时有耳,十人之中,未有一二是食痫者。凡是先寒后热发者,皆是食痫也。"对于痫病的治疗,孙思邈针对不同的症状,提出了"惊痫当按图灸之;风痫当与猪心汤;食痫当下乃愈,紫丸佳"。

在翻译上文所提到的"阳痫""阴痫""风痫""惊痫""食痫"等与"痫"症相关的术语时,Sabine Wilms 首先用 seizure 来翻译"痫",将阳痫、阴痫分别译为 yáng seizure,yīn seizure,使用"风痫"直译为 wind seizure,"惊痫"译为 fright seizure,食痫译为 food seizure。

在现行的三大中医术语标准中,"痫病"均译为西医中的"癫痫"epilepsy。然而,董俭、王天芳、吴青等在《借用西医词汇翻译中医病症名的再思考》一文中,运用中医训诂学详细考证了中医痫病与西医癫痫的在临床表现的不同,认为:中医痫病的表现与西医"癫痫"分类下的全面性强直、痉挛性发作癫痫相对应,而不包括局灶性发作癫痫。并得出结论:将中医痫病译为 epilepsy,造成了概念内涵和外延的扩大。严格来说,中医痫病的概念,应对应于西医的"全面性发作癫痫",译为 tonic-clonic seizure 较妥。

Sabine Wilms 在翻译痫病相关的病名时,都使用了 seizure,而不是 epilepsy。这一点与董俭等学者所作的分析一致,这也是译者一贯追求还原中医特色而使用 literal translation(直译)的理念相一致。

6. 龙胆汤

在惊痫第三篇中,孙思邈提出了诊断痫症的方法,并列出了 13 种治疗方剂,包含小儿按摩生膏、提出了候痫法 20 余条以及 23 种灸法,体现了其治病"方多法广"的特点,其中"龙胆汤"被海内外誉为"治小儿惊痫第一方"。

◎ 例

原文:龙胆汤

(1) 治婴儿出腹,血脉盛实,寒热温壮,四肢惊掣,发热大吐哯者。

(2) 若已能进哺,中食实不消,壮热。

(3) 及变蒸不解,中客人鬼气,并诸惊痫,方悉主之。

(4) 十岁以下小儿皆服之,小儿龙胆汤第一。此是新出腹婴儿方。

(5) 若日月长大者,以次依此为例。

(6) 若必知客忤及有魃气者,可加人参,当归,各如龙胆多少也。

(7) 一百日儿加三铢,二百日儿加六铢,一岁儿加半两,余药皆准耳。

译文：**Lóngdǎn Tāng**（Gentian Decoction）

Indications

（1）A formula for babies out of the belly, to treat exuberant repletion in the blood vessels, cold and heat with vigorous warmth, fright with flailing of the four limbs, heat effusion, and severe vomiting.

（2）If [the patient] is already able to ingest food, [this decoction also treats] being struck by food, with repletion, failure to disperse [the food], and vigorous fever.

（3）[The formula is also indicated for] transformations and steamings that fail to resolve, being struck by intrusion by human or ghost qì, as well as the various forms of fright seizures. This formula governs them all completely.

（4）Any small children under the age of ten suì can take this [formula]. The reason why Lóngdǎn Tāng is the first [formula] for small children is that it is a formula for babies who have just come out of the belly.

（5）If they are older than that, take [the information] following [the formula instructions here] and rely on this as precedent.

（6）If you know without a doubt that [the patient is suffering from] intrusive upset or the presence of qí ghost qì, you can add rénshēn and dāngguī, each in roughly the same amount as the lóngdǎn.

（7）For a 100-day-old child, add 3 zhū; for a 200-day-old child, add 6 zhū; for a 1-suì-old child, add 0.5 liǎng. Adjust all the other medicinals accordingly.

分析:(1)吐唲:吐乳。《广韵·铣韵》:"唲,小儿呕乳也。"笔者认为译者仅仅翻译为 severe vomiting 还不够准确。建议改译为:severe vomiting of milk.

(2)除龙胆汤外,孙思邈还提及治疗惊痫还有多种方剂及生摩膏:如大黄汤、白羊鲜汤、增损续命汤、石膏汤、二物石膏汤、桂枝汤、二物驴毛散、茵芋丸、镇心丸、丹参赤膏、五物甘草生摩膏。Sabine Wilms 在翻译这些病证名时,先是采用汉语拼音进行音译,后附英译,英译时大多采用直译法,偶尔采用意译,例如增损续命汤:Modified Life-Prolonging Decoction。

7. 灸法

在论述具体治疗惊痫和痉病的灸法时,孙思邈提出了:"小儿新生无疾,慎不可逆针灸之。如逆针灸,则忍痛动其五脉,因喜成痫。"还要区分小儿所生地域,"河洛关中土地多寒,儿喜病痉……吴蜀地温,无此疾也。古方既传之,今人不详南北之殊,便按方而用之,是以多害于小儿也。所以田舍小儿,任其自然,皆得无有夭横也。"

该段论述体现出孙思邈在治疗疾病时因时、因地、因人而异的辩证思想,谆谆而教,提倡道法自然,将人置于所处的不同时间与空间加以考量,认为不可不"因地"制宜。另外,孙思邈还提出了"因时"而灸。

◎ 例

原文:

(1)痫发平旦者,在足少阴;晨朝发者,在足厥阴;日中发者,在足太阳;黄昏发者,在足太阴;人定发者,在足阳明;夜半发者,在足少阴。

(2)上痫发时病所在,视其发早晚,灸其所也。

译文:

(1) Seizures that erupt at dawn are located in the Foot Shàoyáng. Seizures that erupt in the morning are located in the Foot Juéyīn. Seizures that erupt at noon are located in the Foot Tàiyáng. Seizures that erupt at dusk are located in the Foot Tàiyīn. Seizures that erupt at night after people have fallen asleep are located in the Foot Yángmíng. Seizures that erupt at midnight are located in the Foot Shàoyīn.

(2) [In accordance with] the above timing of seizures and corresponding location of the disease, observe the time of day of outbreaks and then apply moxibustion to its location.

分析:孙思邈详细介绍了治疗痫病时根据病发时间针灸不同穴位。值得注意的是:平旦、晨朝、日中、黄昏、人定、夜半,是我国古代的十二时辰制,西周时就已使用。汉代命名为夜半、鸡鸣、平旦、日出、食时、隅中、日中、日昳、晡时、日入、黄昏、人定。又用十二地支来表示,以夜半 23 时至 1 时为子时,1 时至 3 时为丑时,3 时至 5 时为寅时,依次递推。

鸡鸣具体则指:1 时—3 时,平旦:3 时—5 时,日出:5 时—7 时,食时:7 时—9 时,隅中:9 时—11 时,日中:11 时—13 时,日昳:13 时—15 时,晡时:15 时—17 时,日入:17 时—19 时,黄昏:19 时—21 时,人定:21 时—23 时。笔者认为宜向读者再进一步注释"平旦""人定"等十二时辰代表的具体的现代时间,以"人定"的翻译为例:

人定:又名定昏等。此时夜色已深,人们也已经停止活动,安歇睡眠了。人定也就是人静,即21时—23时。"人定"最早见于《后汉书·来歙传》:"臣夜人定后,为何人所贼伤,中臣要害。"据此,建议将"人定"增加注释:Seizures that erupt at night after people have fallen asleep are located in the Foot Shàoyáng. 人定(Réndìng) refers to the time between 21 o'clock and 23 o'clock in modern time.

8. 癖饮

◎ 例1

原文:四味紫丸逐癖饮最良,去病速而不虚人。

译文:Sì Wèi Zǐ Wán is outstanding for expelling aggregations and rheum, by removing the illness speedily but without causing vacuity in the person.

◎ 例2

原文:四味紫丸逐癖饮最良,去病速而不虚人。

译文:Sì Wèi Zǐ Wán and Zhú Pǐ Yǐn are best. They get rid of the disease quickly but do not make the patient empty.

注 释:Literally, "Aggregations-Expelling Drink." I have been unable to find any information on this formula. It could therefore be a generic name for any fluid preparations that have the effect of "expelling aggregations."

分析:例1和例2原文为同一句话,在书中先后出现,然而译者却译出两种不同的译文。例1译文中,译者将"逐癖饮"视为四味紫丸的主治功能,将癖和饮分别译为 aggregation 和 rheum,以表示两种病证名;而例2译文中却将"逐癖饮"与"四味紫丸"并列音译为方剂名称,并添加注释,显然与例1中的翻译相悖。实际上,逐癖饮不是某种

"drink",其中的"癖"和"饮"分别为中医临床上的两个病证名,均首见于《黄帝内经》。"癖"指的是因饮食不节,寒痰凝聚,气血瘀阻,气血痰食与寒邪相搏而致。症见痞块生于两胁。译者译为 aggregation 似有不妥。Aggregation 在英汉词典中的释义为"聚集、汇总",建议改用 mass(积;块)一词,更加符合其临床表现的"痞块"之义,整体可改译为 abnormal mass。"饮"是指由于外感六淫或内伤七情或饮食所伤,而致气脉闭塞,体内水液不得输化流通,而结聚壅塞或流行渗注于人体某一部位或某些部位所发生的病证。译者使用 rheum 一词也不够准确,rheum 有多个意思:感冒,黏液,还可以表示中药名"大黄",建议改译为:fluid retention(水液停滞)更加符合饮病的特征。

9. 客忤

病证名。因小儿神气未定,忽为异声、异物或生人冲逆而致,症见惊哭补休,甚或面色变异,吐泻腹痛,瘈疭状似惊痫等。详参《诸病源候论》卷四十六·中客忤候。按"忤",违逆。《广韵·暮韵》:"忤,逆也。"

客忤,首见于晋·葛洪《肘后备急方·救卒客忤死方》,云:"客忤者,中恶之类也,多于道门门外得之……所谓中恶者,与卒死鬼击亦相类……客者,客也;忤者,犯也,谓客气犯人也。此盖恶气……虽是气来鬼魅毒厉之气,忽逢触之气衰歇,故不能如自然恶气治之。"

◎ 例

原文:少小所以有客忤病者,是外人来气息忤之,一名中人,是为客忤也。

译文:The reason why the disease of **intrusive upset** exists in very early childhood is that an outside person has come〔into the home〕whose qì and breath has caused the upset. Another name is "striking the person". This is what intrusive upset means.

注释:客忤:translated by Wiseman as "visiting hostility", this is the name of a dreadful pathocondition that is caused by a hostile intrusion of demonic qì from outside the body. The prevalence of this disease in small children in particular is related to the fact that their shén and qì are not yet settled and that the disease can therefore be triggered by sudden encounters with abnormal sounds cases with an abnormal facial complexion, vomiting, diarrhea, and abnormal pain, and convulsions as in fright seizures. See Zhū Bìng Yuán Hòu Lùn vol. 46, and chapter four of the present book, which is dedicated to the topic of intrusive upset.

分析:关于中医术语"客忤"的翻译,学界一直未能统一,主要在于直译还是意译之争,例如以下四个版本的英译文,前三者都是"意译",回译之后与"惊痫"意思大致相同,而没有突出"客忤"是由于外来因素导致的突发致病。Nigel Wiseman 则采取直译法,将"客"直译为 visiting,"忤"译为 hospitality,回译性强。在注释中,Sabine Wilms 参考 Nigel Wiseman 的译法,译为 intrusive upset,是将直译与意译相结合的一种译法。

谢竹藩版:Seizure due to fright

世中联版:Fright seizure

WHO 版:Fright seizure

Nigel Wiseman 版:Visiting hospitality

10. 夜啼

◎ 例 1

原文:主小儿五惊夜啼方。

译文:A formula that governs the five[forms of]panic and nighttime crying in small children.

注释:Editorial comment: Master Cuī 崔氏 calls this formula "Five Frights Pill".

分析:孙思邈论述了多种治疗小儿夜啼的方剂和方法,除龙角丸外,还有川芎散、一物前胡丸、千金汤,如下例所示:

◎ 例 2

千金汤 Qiān Jīn Tāng(Thousand Gold Decoction)

原文:主小儿暴惊啼绝死,或有人从外来,邪气所逐,令儿得疾,众医不治方。

译文:A treatment indicated for small children suffering from fulminant panic and crying to the point of expiry or death. Maybe a person came in from the outside who was followed by evil qì, and this caused the child to contract the illness. [For cases that]multitudes of physicians have failed to treat.

11. 芍药四物解肌汤

Sháoyào Sì Wù Jiě Jī Tāng(Peony Four-Ingredient Flesh-Resolving Decoction)

◎ 例

原文:治少小伤寒方。

译文:A formula to treat cold damage in childhood.

分析:此为治疗少小伤寒的方剂之一,四物指的是芍药、黄芩、升麻、葛根。译者英译该方剂名时使用了直译法,值得注意的是:其中"解肌"是否可以直译为 flesh resolving?笔者认为该译法有待商榷。古汉语往往一字多义,言简意深,在古汉语中"解肌"即解除肌表之邪,是对外感证初起有汗的一种治疗方法。该术语出自《伤寒论·辨太阳病脉证并治》:"桂枝本为解肌,若其人脉浮紧,发热,汗不出者,不可与之夜也。"《伤寒来苏集》:"解肌者,解肌肉之汗也。"《温病条辨》:"伤寒非汗不解,最喜发汗;伤风亦非汗不解,最忌发汗,只宜解肌,此麻桂之异其治,即异其法也。温病亦喜汗解,最忌发汗,只许辛凉解肌,辛温又不可用。"故临床上应针对病症的寒热而采用辛温解肌法或辛凉解肌法。辛温解肌如桂枝汤,辛凉解肌如柴葛解肌汤。而英语将"解肌"翻译成 flesh resolving 回译后为"肌肉消解",与中医术语"解肌"的内涵意义相去甚远,容易让读者认为该方剂会将身体的肉消解掉,因此,笔者建议将"芍药四物解肌汤"改译为:Peony Four-Ingredient Muscle Sweating-Dispelling Decoction。

12. 射干汤

Shègān Tāng（Belamcanda Decoction）

◎ 例

原文:治小儿咳逆,喘息如水鸡声方。

译 文:A formula for small children, to treat counterflow cough with gasping for breath and **a frog-like rale** in the throat.

分析:水鸡声即青蛙叫声。译者将"声"译为 rale(水泡音,肺的诊音)在此处选词较为恰当,准确体现出医学含义。

13. 紫双丸

Zǐ Shuāng Wán（Purple Paired Pill）

◎ 例

原文:常以鸡鸣时服,至日出时不下者,热粥饮数合即下。

译文:Always [have the patient] take [the medicine] **at the time of the** [first] rooster crow. If [the medicine] has failed to induce a bowel movement **by sunrise**, having the patient drink several gě of hot gruel will immediately cause it.

分析:(1) 鸡鸣:十二时辰制,西周时就已使用,详细可见本节“7. 灸法”分析部分。鸡鸣又名荒鸡,十二时辰的第二个时辰(1 时至 3 时)。“鸡鸣”一词,源于《春秋左传正义》中“鸡鸣而食,唯命是听”之句。此处译者译为 at the time of the [first] rooster crow. 笔者认为为了弥合古今中外的视域差异,可加注释向读者解释古代时十二时辰中的鸡鸣相当于现代的 1 时至 3 时。

(2) 日出:又名日始、破晓、旭日等。指太阳刚刚露脸,冉冉初升的那段时间(5 时至 7 时)。这个词最初见于《诗经·桧风·羔裘》:“日出有曜,羔裘如濡。”同上分析,日出仅译为 sunrise 还不够确切,可具体注释为:5am—7am.

14. 风疹

◎ 例

原文:治小儿丹肿,及风毒风疹方。

译文:A formula for small children, to treat cinnabar swelling as well as wind toxin and wind papules.

分析:小儿丹肿即赤游肿。风疹,又名“风痧”,在《千金要方》已经明确提出,并提出其治疗方剂“麻黄汤”。风疹是儿童常见的一种呼吸道传染病,由于风疹的疹子来得快,去得也快,如一阵风似的,"风疹"也因此得名。西医学上将其译为 rubella,而 Sabine Wilms 和 Nigel Wiseman 则将其译为 wind papules,既具有较强的回译性,又保留了中医术语名称的意象。

15. 火灼疮

◎ 例

原文:治小儿火灼疮,一身尽有,如麻豆,或有脓汁,乍痛乍痒者方。

译文:A formula for small children, to treat **wounds from being burned by fire** that are present all over the body, resemble leprosy, may be purulent, and are alternating painful and itching.

分析:火灼疮,病证名。因脏腑积热,蕴郁肌肤,外受湿气而致,症见皮肤初如麻粒,蔓延迅速,甚则疮面赤肿湿烂,如汤火所伤。详参《诸病源候论》卷三十五·王烂疮候及卷五十·王灼恶疮候。根据对火灼疮考据释义后发现,译者此处将火灼疮译为"wounds from being burned by fire"显然不准确。笔者建议改译为:

A formula for small children, to treat **sores like being burned by fire** that are present all over the body, resemble leprosy, may be purulent, and are alternating painful and itching.

16. 鹅口

鹅口疮,病证名,又名鹅口、雪口、鹅口疳、鹅口白疮。《诸病源候论》卷五十:"小儿口里所起白屑,乃至舌上成疮,如鹅口里,世谓之鹅口。"为多见于新生儿、婴儿泄泻及营养不良或麻疹等病后期的口腔疾患之一。主症为口腔舌上满布白色糜点,形如鹅口,故名。脾开窍于口,脾经郁热,循经上行,熏于口舌而致。治宜清热泻火,用泻黄散加生地、黄连。脾热导致胃阴不足者,宜益气养阴,用益胃汤。并用青黛、儿茶或冰硼散、锡类散,涂拭患处。

◎ 例1

原文:凡小儿初出腹有**鹅口**者,其舌上有白屑如米,剧者鼻外亦有之。

译文:If babies suffer from **thrush** when they first emerge from the [mother's] abdomen, they invariably have little white pieces like rice grains on their tongue. In severe cases, these are also present on the outside of the nose.

◎ 例2

原文:治小儿鹅口,不能饮乳方。鹅屎汁沥儿口中。

译文:A mouth to treat thrush in small children, which is preventing them from nursing. Drip liquid goose droppings into the child's mouth.

◎ 例3

原文:又方黍米汁涂之。

译文:Coat [the child's mouth] with broomcorn millet juice.

分析:Sabine Wilms 在对"鹅口"一词的评注中说:"literally translated, this term means 'goose mouth'. I have chosen the biomedical identification because 'thrush' has a large enough and closely overlapping range of meaning to serve as an equivalent."笔者认为:以鹅口命名小儿所得这种病证,是典型的中医"取象比类"思维的体现,因小儿得病时口中白漫漫,如鹅口,因此命名,下文"燕口"的命名与此类似。直接译成 thrush 就无法还原中医"取象比类"思维这一传统,因此笔者认为还是应该先译成 goose mouth,后可用括号加注(thrush)。例2中治疗鹅口时,孙思

邈还提出使用鹅屎汁,因而鹅口按照字面直译可以与之形成呼应。

17. 燕口

又名燕口疮,病名,系指两吻生疮,其疮色白如燕子之吻的病证。本病的病因,《诸病源候论》卷五十认为"此由脾胃有客热,热气熏发于口"所致。治宜清热泻火除湿,方用清胃散、凉膈散加减。即口吻疮。参见该条。另需区别于针灸所指的"燕口穴"。

◎ 例

原文:治小儿燕口,两吻生疮方。

烧发灰和猪脂敷之。

译文:A formula for small children, to treat **Swallow Mouth** with sores forming on both lips.

Char hair into ashes and combine with lard. Spread it on[the sores].

分析:(1)译者在翻译该术语时,使用了直译法,这一点与鹅口的翻译稍有不同。译者在评注上进一步为读者解释了"燕口"术语的命名:"The sores are white, resembling the lips of a swallow, which is the reason why the condition is named Swallow Mouth sores."

(2) 谢竹藩先生采用西医词汇将该术语译为 Angular stomatitis;Nigel Wiseman 将其译为 Swallow's mouth。通过比较,笔者认为在保留中医术语意象的角度,选取相对应的西医词汇并不可取。

18. 连舌

◎ 例

原文:

(1) 小儿初出腹有连舌,舌下有膜如石榴子中隔,连其舌下后,喜令儿言语不发不转也。

（2）可以爪摘断之，微有血出，无害。

（3）若血出不止，可烧发作灰末，敷之，血便止也。

译文：

（1） If babies suffer from "**connected tongue**" when they first emerge from the [mother's] abdomen，there is a membrane underneath the tongue that resembles the dividing walls between seeds inside a pomegranate. When a baby's tongue is tied down [like this], there is a tendency for the baby to be unable to emit sounds or transmit speech.

（2） You can use a pincer to pick up the tongue and sever [the membrane]. There will be slight bleeding，but this is not harmful.

（3） If the bleeding does not stop，you can roast head hair into ashes and pulverize it. Spread this on [the bleeding wound]，and the bleeding will then stop.

注释：This refers to a neonatal condition where the tongue is connected to the floor of the mouth because the length of the frenulum is insufficient. The biomedical term for this condition is ankyloglossia.

分析：译者在正文中将病证名"连舌"按照字面意思译为 connected tongue，并添加注释说明其生物医学，即西医中的对等词汇为 ankyloglossia，这样处理有利于读者更好地理解。

19. 重舌

◎ 例 1

原文：治小儿重舌方。

田中蜂房烧灰,酒和涂喉下,愈。

译文:A formula for small children, to treat **double tongue**.

Char a beehive from the middle of the field into ashes and mix it with liquor. Applying it below the throat causes recovery.

◎ 例2

原文:又方

衣鱼涂舌上。

译文:Another Formula

Apply silverfish to the top of the tongue.

分析:译者翻译"田中"的时候过于直译,译为"the middle of the field",实际上"田中"就是田里的意思,可省去 the middle of。例2中提到的"衣鱼"治疗小儿重合,《千金翼》中记载为:衣鱼烧灰,敷舌上。它是衣鱼科衣鱼属的一种无翅昆虫,也是缨尾目衣鱼科昆虫的通称,一类较原始的无翅小型昆虫,俗称蠹、蠹鱼、白鱼、壁鱼、书虫。"衣鱼"在《本草纲目》中释名为:白鱼(《本经》)、蠹鱼。《本草纲目》中《别录》曰:衣鱼生咸阳平泽。颂曰:今处处有之,衣中乃少,而书卷中甚多。身白有浓粉,以手触之则落……段成式云:补阙张周封见壁上瓜子化为壁鱼,因知《列子》"朽瓜化鱼"之言不虚也。时珍曰;衣鱼,其蠹衣帛书画,始则黄色,老则有白粉,碎之如银,可打纸笺。译者此处译为 silverfish 释义准确。

正如本节开篇所言,《千金要方·少小婴孺方》分为上、下两部分,包含了序例、初生出腹、惊痫、客忤、伤寒、咳嗽、癖结胀满、痈疽瘰疬、小儿杂病九篇,据笔者不完全统计,共记载儿科病名近百个。由于篇幅所限,笔者从九篇中各选取代表性译例,包含病证名和／或方剂,对译例进行分析,针对有些译例笔者提出了自己的译法。这些例子从另一个侧面也反映出孙思邈认为"万物皆可为药"的理念,如治疗"鹅口"可用鹅屎汁,还有头发烧灰和猪脂等方法治疗燕口;有的方剂如"雀屎丸"中,用雀屎、鸡屎白治疗小儿卒中风,口噤等,与现代人的生活和治疗理念可能有所出入,因而略去未选为例子详细分析。总之,孙思邈重视民间常用疗法,"方多法广"、治法多样,对于儿科疾病和治疗方剂进行了详细论述,开妇、儿分科论治之先河,为后代医家及世人留下了丰厚的医学宝藏。

第四章

《备急千金要方》译介行为论

第一节

译介学与中医典籍译介研究

  谢天振先生是具有中国特色译介学理论的创建者,这一点在学界早已形成共识。学界一般认为,1999 年谢天振先生出版的《译介学》标志着其理论思想初步形成。迄今为止,译介学由构建提出到现在已有二十余载的发展历程,对整个翻译学界也产生了巨大的影响力。在中国知网以"译介学,翻译"作为关键词进行检索,不难发现相关研究已粲然可观,故对其相关理论文献不做过多综述。译介学提出之时主要基于比较文学理论,主要涉及的是文学翻译,到现在已经拓展至文化翻译、中国典籍外译、翻译服务、中国译学学科建设等具有中国特色的译介学理论,涉及译介主体及其所处的历史、社会与文化处境,译介动因,译介行为,译介实践的传播、接受与影响等多维度、跨文化、跨学科的研究。

一、译介学的理论基础

  《译介学》由谢天振先生于 1999 年出版,张西平教授评论说:"《译介学》的出版可谓是石破天惊之作。"谢天振在自己的学术专著"后记"中提到该书于 1990 年就已经列入上海外语教育出版社学术专著的出版计划,并于 1996 年初稿基本完成,但他"却一直不敢把稿子交出去""觉得有许多内容可补充,可写",足见《译介学》是他对于该理论深思熟虑的结晶。书中提出的"创造性叛逆"这一观点被学界广泛引用,并相继开展研究。谢天振先生在 2019 年发表的研究论文《译介学:理念创新与学术前景》中提到,"创造性叛逆"是借用自法国文学社会学家埃斯卡皮所作的专著《文学社会学》中的一段话,"如果大家愿意接受翻译总是一种创造性叛逆这一说法的话,那么,翻译这个带刺激性的问题也许能获得解决。说翻译是叛逆,那是因为它把作品置于一个完全没有预料到的参照体系里(指语言);说翻译是创造性的,那是因为它赋予作品一个崭新的面貌,使之能与更广泛的读者进行一次崭新的文学交流;还因为它不仅延长了作品的生命,而且又赋予它第二次生命。"

谢天振先生十分赞同埃斯卡皮关于"翻译总是一种创造性叛逆"的观点,并进一步解释道:译文与原文一定存在某种程度的背离,百分之百忠实于原文的译文并不存在,这是翻译的本质,创造性叛逆是一种客观存在。至于译者该怎么翻译,并不是由"创造性叛逆"这一翻译的本质所指导或者所规范的。谢天振先生对"创造性叛逆"这一观点不仅从语言层面,还从文化语境方面进行了进一步阐发,这是翻译"文化转向"的体现。谢天振先生在《译介学》和 2003 年出版的《翻译研究新视野》中的研究中,提到了对"创造性叛逆"的主体进行的分析。他认为创造性叛逆的主体首先是译者,且译者在文学翻译中有四种表现,即个性化翻译、误译与漏译、节译与编译以及转译与改译。那么,中医药典籍的译者在中医翻译实践中是否也有这四种或者这四种里的一部分表现呢？这一问题也是需要重点探讨和阐述的问题,回答这一问题或许是对中医药典籍译者主体性的进一步思考,或许能带来对中医药典籍对外译介及其传播效果、接受度的反思。

二、译介学的发展

在《译介学》出版后的十年间,谢天振先生不断将译介学理论思想进行完善和拓展,提出了"译出问题""逆势译介""外译因子"等理论概念与假设。2020 年,谢天振先生出版了《译介学概论》,加入了"译介学与文化外译理论的探索"专章,外译理论被正式纳入译介学研究框架。2020 年商务印书馆还推出了《译入与译出——谢天振学术论文暨序跋选》,是对谢天振先生针对中国翻译的译入与译出问题的总结提炼,例如:谢天振(2014)认为中国当代各种外译项目或相关评价及研究最大的误区是从"译入"角度来处理"译出"问题。在《译介学概论》中,谢天振先生提出了对于"译介学"概念的最新解释:所谓译介学,既有对"译"即"翻译"的研究,更有对"介"即文学文化的跨语言、跨文化、跨国界的传播和接受等问题的研究。因而,学界对于"译介学"的概念有了更加深入的理解。

孙吉娟,傅敬民(2023)认为:"在一定程度上,'创造性叛逆'只能属于某个概念,其本身或许还称不上是一种理论……谢天振在后期的译介学理论中引入了'多元系统理论'……而其他的学科理论,如传播学理论、社会学理论,也正逐渐渗透其中,为译介学发展注入了新的活力。"另外,谢天振(2019)认为:"文学翻译中的创造性叛逆主体不仅仅是译者,除译者外,读者和接受环境等同样也是文学翻译的创造性叛逆主体。"因此,在译介学视域下开展相关文化研究,不仅仅要关注和分析译者的主体性和创造性,还要结合读者的接受问题,关注翻译需求(translation needs),关注译本与读者受众的视域融合度,特别是进行中国文化外译时,需要关注译入行为和译出行为在翻译方向[direction of translation(directionality)]上的区别,总结归纳在中国文化外译时"译出"行为的必要性、合理性和方法论等。

三、中医典籍的译介研究

在中国知网中以"中医,译介""中医典籍,译介"为关键词进行检索后发现:在论文题目中明确使用"中医,译介"的文章是王银泉教授于2014年发表的《十七世纪来华波兰耶稣会士卜弥格中医译介研究》,由此至今,中医药及中医典籍的译介研究已有十载,虽然从研究时间上和发表相关研究论文的数量上都远远不及译介学相关研究的成果,尤其是文学翻译译介的学术成果,但这也正体现了译介学从以比较文学为主的文学翻译走向更加多元的研究领域。在中国知网以"中医典籍,译介"为关键词检索后发现:由2014至今近十年的中医典籍及其译介研究过程中,学界关注的重点大多聚焦于《黄帝内经》的译介,相关研究涵盖对中外不同译者,如李照国、文树德、威斯等翻译的《黄帝内经》的译介研究,也有学者研究了《黄帝内经》在海外的传播与影响,如越南、西班牙等国的译介情况,还有多位学者针对《黄帝内经》译介的译者主体性展开相关研究,仅有少数学者分析了《本草纲目》和《伤寒论》的译介情况。亦有学者,如王尔亮等,以"中医药典籍外译与接受过程中的问题与策略研究"为话题,针对中医典籍外译出现的一些问题进行了较为透彻的分析,并提出具有可操作性的策略研究等等不一而足,这些研究为学界进一步开展中医典籍译介研究积累了宝贵的经验,也提出了一些新的研究课题,促使我们在真正讲好中医故事时仍要继续"上下而求索"。

第二节

译介主体

一、译介主体

学界关于译介主体的看法不一,且随着研究的不断深入而不断变化补充,从认为译者是翻译的唯一主体逐渐发展为认为译者、作者、读者都是译介的主体,译介学理论还认为译者、读者都有其主体性和创造性。董璐在其传播学著作《传播学核心理论与概念》中的观点为:"传播主体是首先或主动向对象发出信息的一方,既可以是个人,也可以是集体或专门的机构。"根据传播学的观点,除译者外,作者、出版社、赞助人等凡是能在译本翻译和传播过程中起作用的人和机构都属于译介主体,其中译者是核心译介主体。

岳峰教授在其专著《意识与翻译》中提出:"翻译不是简单的、机械的语言转换。译文并非产生于真空,而是产生于各种既有意识相互交织而成的意识网络中。在译者开始翻译前,各种意识就已经占据了他的大脑,并影响到翻译策略与翻译方法的确定,以及具体的选词用句、行文风格等。个人有个人意识,群体有群体意识,地域有地域意识,社会有社会意识,国家有国家意识。"这段话不仅揭示出译者的能动性与主体创造性,也反映了翻译的主体不仅包含个人意识,还包含群体、地域、社会和国家等各个层面的意识,这些意识又相互交织、互相作用。

任东升教授提出了"国家翻译实践"这一具有中国本土特色的译学术语,并且认为:"国家翻译实践的行为主体可以分为高位主体、中位主体与低位主体。高位主体即指的是国家,是翻译工程的发起者、赞助者、受益者以及实施主体;中位主体即获得国家授权与委托的机构或组织;低位主体是第一线的项目实施队伍或者个人,如翻译人员、编辑、出版商、外宣者等。"国家翻译实践的方向可分为向内与向外,后者旨在服务国家主权利益,提升国际话语影响力。因而,关于国家作为译介主体这一部分放在第三节再行讨论,本节重点讨论译者作为核心译介主体的主体性和创造性。

在梳理国内外学界对中医典籍译本、译者的研究后发现:国内外对于中医典籍的研究多聚焦于《黄帝内经》《难经》《伤寒论》《金匮要略》这四大中医典籍,以及这几大典籍的国内外译者开展,如李照国、罗希文、文树德、魏迺杰等,而对于其他在海内外有重要影响力的中医典籍则较少或未曾涉猎,笔者尝试将范围扩展至《备急千金要方》这一重要的中医典籍,研究其海外译者Sabine Wilms及其《千金要方》英文节译本,并通过研究其与文树德、魏迺杰等译者的交流、合作,与李照国、罗希文等国内中医英译专家展开一定的比较,引起国内外学界对《千金要方》翻译的重视,推动孙思邈《千金要方》及其相应的译介研究,为中医典籍外译事业尽绵薄之力。

二、译者主体性

（一）译者的"前见"

吕俊教授认为："哲学思想是一切科学研究的基础，翻译研究也不例外。"翻译研究经历了从注重个人翻译能力的古典知识论哲学，到关注客体、关注文本、聚焦语义的认识论主体哲学，再到 20 世纪 90 年代以哲学解释学为基础的解构主义多元翻译研究，大大拓宽了传统翻译的研究领域。哲学的"语言转向"（linguistic turn）是 20 世纪西方哲学的突出特征，影响较大的学者有胡塞尔（Husserl，1859—1976），并经马丁·海德格尔（Martin Heidegger，1889—1976）和汉斯-格奥尔格·伽达默尔（Hans-Georg Gadamer，1900—2002）发展为阐释学语言观。20 世纪 90 年代伽达默尔在其著作《真理与方法》中提出了"哲学阐释学"（Hermeneutics），并写道："所有的翻译都是解释，我们甚至可以认为翻译总是一个解释的过程，是译者对文本的元初解释的过程。""哲学阐释学"也被译为"哲学诠释学""哲学解释学"，其中"前见""译者主体性"及"视域融合"是哲学阐释学关于阐释和翻译的三个重要概念，哲学阐释学视角下的翻译研究为翻译学研究提供了新的模式，是翻译学与哲学的跨学科结合。传统的翻译批评理论多关注译本和原文本是否对等，较少提到译者在翻译过程中的"前见"，"译者的主体地位"以及"不同视域的融合"，而这些也是影响翻译的重要因素，并且赋予原文本多元化理解，使中医典籍英译的评价标准更加趋向多元化。加之中医学的理论体系是基于诠释学基础上建立和发展的，中医学术的发展史，就是对古典著作的诠释史。因此,从哲学阐释学视角来研究中医典籍的英译有其现实意义。

不同的时代、不同的译者对于同一文本的翻译都有不小的影响。根据哲学阐释学,译者理解的"前见"问题体现出理解的历史性——哲学阐释学的一个关键概念。历史性是人类生存的基本事实,人的存在实则是历史的存在,人无法摆脱理解的历史特殊性和历史局限性。而译者的不同"前见"正是对文本创造性解释的表现,不应只单纯强调与文本的对应和忠实。中医典籍的翻译更是如此,不同的译本能够体现译者的主体性和创造性。中医典籍译者的"前见"差异,包括不同译者的国别、文化背景、时代背景、价值观、文化取向等差异,决定了各自译本的差异,最终形成了中医典籍英译本的多样性。

首先以《黄帝内经》的三位不同译者为例。

伊尔萨·维斯(Ilza Veith)女士作为医史学家,是第一位将《黄帝内经·素问》译成英文并公开出版的西方学者,她在其译作序言中明确说明:"这部典籍的翻译,代表了医史学家的方法,而非汉语言学家的方法。"20世纪40年代维斯就读于约翰·霍普金斯大学医学研究所,并将《素问》的英译作为其博士论文,以253页的译作来阐释她对《素问》的认识,特别是译作的引言部分,长达94页,重点介绍了《素问》的成书年代、中医独特的哲学基础、发展历史等,因而她没有把翻译中医具体的医学知识作为翻译的重点。由这些特点可见,维斯的身份及所处的文化背景等"前见"因素,决定了她在翻译《素问》时,更加着眼于解释其医史文化价值。

吴连胜(1916—1998)是经济学家,旅美华人,与其子吴奇在美国多年从事中医临床工作,具有丰富的中医学知识和临床经验,翻译《黄帝内经》全译本的动力是发现很多美国人想学习中医,但找不到完整的英文版,这些"前见"决定了其译本通篇多用归化策略,以意译为主,较少使用音译。

李照国教授先后获得英语专业学士、硕士及中医学博士学位,且汉语古文功底深厚,其译本本着"译古如古,文不加饰"的原则,主张保留原文的结构形式和表达方式,译文中尽量不增加词语,"为句法结构的需要或语义表达的需要而增加的词语,译文均置于[ ]之中",希望能够"最大限度地保持原作的写作风格、思维方式和主旨"。这样的"前见"决定了他的译本与维斯和吴氏父子的译本存在着明显差异:语言表达更加简洁,直译和意译结合紧密,大量借用汉语拼音来翻译中医特有的术语,等等。

《千金要方》海外译本的译者 Sabine Wilms 是中医典籍译者中为数不多的女性汉学家,她选择翻译《千金要方》"妇人方"和"少小婴孺方"或许与其女性身份有很大关联,使她成为海外汉学家中第一个选择翻译《千金要方》妇、儿卷本的重要原因之一。早在 1992 年,她所作的硕士毕业论文便以 *Childbirth Customs in Early China* 为题,探讨的主要方向便与妇儿相关。2002 年,她所作的哲学博士毕业论文为 *The Female Body in Medieval China: A Translation and Interpretation of the "Women's recipes" in Sun Simiao's Beiji Qianjin Yaofang*,这些"前见"促成了《千金要方》英语节译本面世,她还在发表的文献中翻译或编译了《千金方》"食治篇""养生篇""大医习业""大医精诚"等重要部分。

诚然,对于译者因自己的"前见"而使文本的真正意义被遮蔽也要保持批判与反思。正如谷鹏飞教授在其文章《"新格义"阐释:西方文学社会学阐释的本土化问题》中所写:"哈贝马斯所建立的以交往行动为基础的批判阐释学,正是要发挥文本阐释所可能具有的社会行动力

量……经验离不开语言,而语言具有社会交往功能,因此考察意义的
理解,就是要立足于语言的社会交往来发现语言背后的意义……"基
于哈贝马斯"主体间性"和"元解释学",我们要"对伽达默尔哲学阐释
学引以为基础的阐释学'前见'展开批判,发现'前见'所可能包蕴的
各种意识形态及其暴力内涵,在一种新的阐释者交往对话与自我反思
基础上形成新的'前见',通过新的主体间性的对话与阐释共同体的建
构来去除各种伪交往与假'前见'业已达成的'意义共识',发现真正
的文本意义真理与行动力量。"该文精辟的论述也从另一个侧面使我
们认识到:文本的真正意义与译者的理解和阐释应该在其现实生活的
社会环境与社会交往中生成。

(二)译者主体性

"译者主体性"是指作为翻译主体的译者在尊重翻译对象的前提
下,为实现翻译目的而在翻译活动中表现出的主观能动性。这种主观
能动性具体体现为:翻译方法、策略、原则的选择,文本的解读,语言表
达的形式、风格等等。而文本自身具有"开放性",它一旦由原作者产
生,便经由译者进行不同的解读、阐释,使文本的意义具有不确定性和
开放性。不同的译者对于同一个文本有各自理解的历史性和创造性,
即便是同一个译者,在不同的时间和空间也会有不同的阐释,译本自
然会呈现差异性。

1. 不同译者对文本的"开放性"阐释

中医典籍富含术语,且内涵丰富。德国知名中医典籍翻译家文树
德倡导中医术语的翻译要从历史的角度回溯中医术语的时代含义,既
忠实于原文,又尊重中医典籍所在历史时期的历史特点。文树德在翻
译《素问》的前言中说明自己翻译的目的:"此译文不以指导临床操作
为目的,这一点与《素问》原文作者的意图不同。译文旨在传递传统

中医思想及其语文表达形式,以及此二者在历史长河中的变化。"为了传递中医知识背后的种种话语意象,文树德探究其本源意义,尽可能在译文中传达出原文中的政治、经济、军事与社会意象。如"营气"和"卫气"代表的是古代军事意象,文树德因此将二者分别直译为 camp qi 和 protective qi,这与李照国先生在《中医文化关键词》中厘定的术语含义差异较大。李照国先生将二者分别译为 nutrient qi 和 defense qi,并着重解释了术语的内涵意义:营气义称荣气,指流动于脉中富有营养作用的气,由脾胃运化的水谷精微所化生;卫气生于水谷,源于脾胃,出于上焦,行于脉外,其性刚悍,运行迅速流利,具有温养内外,护卫肌表,抗御外邪,滋养腠理,开阖汗孔等功能。这两个术语内涵意义的阐释与文树德的翻译目的差异较大,盖因其译介的目的不同。类似的例子还有很多,如文树德将"任脉"译为 controlling vessel,"督脉"译为 supervisor vessel,目的在于传达汉代社会官阶等级形态;李照国译为 conception vessel 和 governor vessel;文树德将"藏府"译为 depots 和 palaces,以此突显社会经济话语,类比出"六府"的生理机能与行政上各司其职如出一辙,而李照国则注重体现中医术语的民族特色,他用汉语拼音加意译的方法译为 zang-fu organs。

再以《黄帝内经·素问·上古天真论篇第一》黄帝生平的翻译对比为例:

原文:昔在黄帝,生而神灵,弱而能言,幼儿徇齐,长而敦敏,成而登天。

Veith 译:

In ancient times when the Yellow Emperor was born he was endowed with divine talents;

While yet in early infancy he could speak;

While still very young he was quick of apprehension and penetrating;

When he was grown up he was sincere and comprehending;

When he became perfect he ascended to Heaven.

吴连胜译:Yellow Emperor of ancient time, was bright and clever when he was born, good at talking when he was a child, had a modest style of doing things and an upright character when he was young; in his youth, he was honest and possessed a strong ability of distinguishing what was right and what was wrong. He became an emperor when he grew up.

李照国译:Huangdi, or Yellow Emperor, was born intelligent. He was eloquent from childhood. He behaved righteously when he was young. In his youth, he was honest, sincere and wise. When growing up, he became the Emperor.

从语言特点来看,中医语言多用四字表达,语言简洁,文字古雅,译者须先通晓每个字的内涵意义,转换为现今视域下的语言进行翻译。对比三个译文发现:第一,Veith 的译文中"神灵"的翻译与其他两位译者明显不同:她将"神灵"译为"divine talents",体现了她对于中国文化的一种"崇古"心理,将"成而登天"理解为"达到完美后升天"也是如此,她大概不想消解东方文化中的"神话"色彩,所以选择按照字面意思进行直译,保留了东方文化区别于西方文化的"异质"或曰"他者"特征。也有可能是她对于原文的意思产生误读,并不真正理解古汉语传达的内涵,而造成误译。第二,吴译侧重于意译,将原文进行了较为详细的译释,如将"神灵"译为"bright and clever","能言"译为"good at talking",与李译选用"eloquent"意思相同;而Veith译文"While yet in early infancy he could speak"强调"黄帝在婴儿早期就能说话",理解明显不同于前二者。吴译而后又用"a modest style of doing things and upright character"(做事谦逊、为人正直)来阐释他对"循齐"的理解,实质是一种"释义"性翻译,与李译用"behave righteously"意思相近,但更加具体,二者都将"循齐"理解为"为人公正";Veith则理解为"思维敏捷"。需要指出的是,李译本"今译"部分将"幼而循齐"译为"年少时就思维敏捷",与英译文出入较大,明显不妥。第三,李译用字简洁,因他秉持"译古如古,文不加饰"的"前见",在语言上尽力还原古文的简洁性;在人名翻译上保持"名从主人"的民族性,"黄帝"译名先用汉语拼音Huangdi后接英译,并以"文外加注"的形式进行了详细的注解,附于本篇之后,体现了译者对中医特有词的阐释策略。总之,这三个译文各有特色,译者的"前见"使得固化的原文本具备了"开放性"和"不确定性"特征,留给读者更多理解空间。

2. 不同译者对中医文化的"多样性"阐释

文本的"开放性"决定了文本最终呈现的"多样性",以上举例分析了不同译者赋予了文本的"开放性"特征。在涉及中医文化的翻译时,译者"多样性"阐释体现得更为明显,这同样囿于译者的"前见",并与译者的主体创造性密不可分。《黄帝内经·素问》中含有中医文化关键词的标题有数个,笔者选取其中两个含有"精、气、神"的标题,分析三位译者对中医文化的多样性阐释(表4-1):

表 4-1　不同译者对"精、气、神"的多样性阐释

《黄帝内经·素问》标题	三个译文对比
《四气调神大论篇》	Great Treatise on the Harmony of **the Atmosphere of the Four Seasons** with **the（Human）Spirit**（Veith 译） Si Qi Tiao Shen Da Lun（On **Preserving Health** in Accordance with **the Four Seasons**）（吴译） Siqi Tiaoshen Dalunpian: Major Discussion on Regulation of **Spirit** According to **the Changes of the Four Seasons**（李译）
《移精变气论篇》	Treatise on the Transmittal of **the Essence** and the Transformation of **the Life-giving Principle**（Veith 译） Yi Jing Bian Qi Lun（On the Therapy of Transferring **Thought and Spirit**）（吴译） Yijing Bianqi Lunpian: Discussion on Shifting **the Essence** and Changing **Qi**（李译）

　　"精、气、神"被视为人身"三宝",是中医理论中的"关键词",不同译者由于各自的"前见"和主体差异,对这三个词的翻译呈现"多样性"阐释。清朝高士宗《素问直解》对《四气调神大论篇》篇名的注解为:"四气调神者,随春夏秋冬四时之气,调肝心脾肾肺五脏之神志也。"可见,"四"指的是"四季","气"指的是"气象","调"指"调理、调摄","神"指的是"精神情志"。清代医家张隐庵云:"移精变气者,移益其精,传变其气也。"可见,此处的"精"和"气"为翻译时的关键词。Veith将"四气"的"气"译为"atmosphere",将"变气"中的"气"译为"the life-giving principle"都略显生硬,是按字面理解进行的直译,似缺乏深入理解"气"在中国文化中的抽象含义;吴译既没有翻译"气"也没有翻译"神",还是从意译着手,将"精、气、神"三个中医特色词消解,

将"四气调神"转变为"四季养生",将"移精变气"中的"精、气"混同为"Thought and Spirit"即"神"的概念。李译中"四气"与文中"夫四时阴阳者,万物之根本也"([The changes of]Yin and Yang in the four seasons are the roots of all things[in nature])保持一致,意译为"the Changes of the Four Seasons"。他又用 Spirit 对译"神",用 Essence 对译"精",用 Qi 对译"气",并将三个概念作为中医关键词进行术语统一和国际推广,与他对中医文化的深入理解和翻译理念分不开。总之,这些"多样性"阐释是译者主体性在翻译过程中的"现身",读者在阅读译本时,特别是进行译本对比时,能够看到不同译者的"现身"。

（三）视域融合

伽达默尔对于视域融合的定义为:"当解释者克服了一件文本中的疏异性并由此帮助读者理解了文本,那他本身的隐退并不意味着消极意义的消失,而是进入到交往之中,从而使文本的视域和读者的视域之间的对峙得到解决——这就是我所称为的视域融合。"换言之,译者和原语文本都有其各自的"视域":《黄帝内经》创作于中国古代社会,有其原始的视域,而译者则是在当下时代形成了自己的"现今视域",两者能否融合形成新的视域,且新视域能否与目的语读者的视域成功融合,决定了翻译的成功与否。

中医典籍翻译的难点之一就在于译者如何对原文本所在的"古代视域"进行阐释,使其与译者所处的"现今视域"融合,翻译后进而促成与读者"接受视域"的融合。三位译者因"前见"和翻译理念的不同采取了不同的翻译策略,以促成与读者的"视域融合"。Veith 阐释和翻译《黄帝内经》的侧重点在于向西方读者介绍《素问》的医史价值和哲学文化价值,因此她用了 94 页(占全篇 253 页的近 1/3)的引言,19 页的前言、序言、目录、插图等共计 113 页来迎合潜在读者的"期待视野",该译本首次出版于 1949 年,后又分别于 1966、1972、1982、1988、2002、2015 再版发行,深受读者欢迎。吴译本荣获第三届世界传统医学大会最高荣誉金奖,他的潜在读者群是以获得医学知识为主的中医学习者,因此译本用国外读者易懂的语言表达,以交际为目的,常常加入译者"释义"性的阐释,增译出原文隐含的意思,多用意译方法,除标题外极少用音译方法,从交际维度看有助于实现与读者的"视域融合"。李译本配有《黄帝内经》白话文"今译",这在《黄帝内经》译本中实属少见,也是实现古、今视域融合的重要手段之一。他主张"原则上保留原文的结构形式和表达方式,译文中尽力不增加词语",并使用大量音译加注解的方法阐释中医特有术语,"向读者传递来自远古的原本信息",有利于中医文化术语对外传播。

译介学认为"创造性叛逆的主体首先是译者,且译者在文学翻译中有四种表现,即个性化翻译、误译与漏译、节译与编译以及转译与改译"。这四种表现中的节译、编译、转译、改译等翻译方法,与黄忠廉教授提出的变译理论中的翻译方法有相同之处。在《千金要方》海外译本中,译者为了促使原文本、译者和读者从"历史语境"到"现今语境"实现"视域融合",也涉及了上述四种表现,虽然存在一些无意误译,但其中的积极误译或有意误译能够体现出译者的创造性。

"误译"在翻译中不可避免,然而在知网中输入"典籍,误译"等关键词进行检索,关联度较高的论文不足十篇;也有学者从典籍误读视角展开相关研究,但较少区分"有意误译"和"无意误译",多把两者笼统地理解为因译者"误读"而引发的"误译"。袁湘生(2019)认为:"误译的直接后果是误导读者,造成交流障碍,而对于重要典籍而言,误译在降低译文质量的同时,甚至还会损害原文乃至源语文化的声誉。"这里的"误译"其实指的是"无意误译",意即错误的或者不当的翻译。实际上,误译可分为无意误译和有意误译,后者从广义来讲即为"变译"。正如方梦之先生所言,变译的概念相对于全译而言,多用于应用性文体,如商务、新闻、科技等翻译实践之上,包含节译、选译、编译、综译等。严复在翻译《天演论》时就已经开展了变译的翻译实践,对此黄忠廉发表在《中国翻译》上的文章《达:严复翻译思想体系的灵魂——严复变译思想考之一》有详尽论述,他在20世纪90年代末提出了变译理论,涵盖相应的变译策略(增、减、编、述、缩、并、改、仿)和变译方法(摘译、编译、译述、缩译、综述、述评、译评、译写、阐译、参译、仿译、改译)。也有学者将"改译"称为"有意误译",亦即"创造性叛逆",比如赛珍珠(Pearl S. Buck)将《水浒传》的书名创造性译为 *All Men are Brothers*,借用了《论语·颜渊》中"四海之内,皆兄弟也"的表达,并没有像其他译者那样按字面意思翻译,如 J. H. Jackson 将其译为 *Water Margin*,或如沙博理译作 *Outlaws of the Marsh*,其"改译"相较之下更为传神,赛译本也一直深受西方读者喜爱。因此,"有意误译"对典籍翻译起到的作用不容忽视,更不应与"无意误译"混为一谈。中医典籍"误译"研究也需深入开展,尤其是中医典籍中的"变译""改译"等有意误译现象。

1. 书名的改写

一般而言,书名是对书籍内容的高度概括,对读者有重要的导读作用,也关系到能否引起读者阅读、购买的兴趣。中医典籍属于科技翻译的范畴,译者为中医典籍"创造性"改写书名的现象较为少见,看似与传统意义上"信"于原文的翻译原则相悖。Sabine Wilms 独辟蹊径,将《千金方》"卷五:少小婴孺方"书名进行改写,创新提炼出一个英文书名 *Venerating the Root*,这种改写有何依据,是否属于夸大译者主体性的"胡译"呢？分析原文后不难发现，改写后的书名恰恰是译者对《千金方》"卷五：少小婴孺方"主旨的高度概括。Venerating the root，意为"崇本"，引自孙思邈《千金方》"少小婴孺方·序例第一"中的开篇论述："夫生民之道，莫不以养小为大。若无于小，卒不成大。故《易》称积小以成大;《诗》有厥初生民;《传》云声子生隐公。此之一义，即是从微至著，自少及长，人情共见，不待经史。故今斯方，先妇人、小儿，而后丈夫、耆老者，则是崇本之义也。"译者认为孙思邈对妇人、小儿的诊治着墨较多，且置于男人、老人的诊治之前，是不同于其他医家的一种创新，对此她极为推崇，将"崇本"英译后作为书名，后附《千金方》和"卷五：少小婴孺方"中英文信息，旨在向读者传达孙思邈"崇本"的创新思想，属于积极的"有意误译"，实际上更加符合国外读者的阅读习惯。

2. 标题的编译

Sabine Wilms 所译《千金方》主要以北宋校正医书局校勘《千金方》为原文本，但与原文本明显不同的地方在于：译者根据自己对文本的理解，编译了方便读者阅读和理解的标题。以"序例第一"所编标题为例。译者根据文本中的"论曰""又曰""又一法""紫丸""黑散""择乳母法"等词，以及译者本人对内容主旨的理解，重新分段，编译标题如下：I. 1 Essay，I. 2 Another Essay，I. 3 Neonatal Development（笔者译：新生儿发育），I. 4 Transformations And Steamings（笔者译：小儿变蒸），I. 5 Another Method，I. 6 Zǐ Wán (Purple Pill)，I. 7 Hēi Sǎn (Black Powder)，I. 8 Method for Selecting A Wet Nurse。其他章节标题编译方式与此类似，不再赘述。编译标题在中医典籍翻译中并不常用，属于广义概念上的"改译""变译"，是译者对原文本的形式和内容进行的"有意误译"，正如译者所说："This is for ease of categorization and navigation." (便于全书内容分类导览,笔者译),其目的是出于读者阅读之便,体现了译者的主体性,能够起到促进原文、译文与读者视域融合的积极作用。

3.《千金方衍义》参译

除书名改写和标题编译,《千金要方》卷五海外译本另一大"变译"的特色是引用《千金方衍义》卷五相关内容并提供了完整的翻译。《千金方衍义》,顾名思义,是对《千金方》阐发蕴奥义理之作,由清代张璐历经数十年于康熙三十五年完成,针对《千金方》中的方药主治进行了全面系统的注释。据笔者不完全统计,《千金方》"卷五:少小婴孺方"译本中共包含:方293首,法61首,共计354首,其中上部含方15首,法45首,共计60首;下部含方278首,法16首,共计294首。"方多法广"是《千金方》的一大特色,也构成了翻译的重点和难点。为此,Sabne Wilms 将《千金方衍义》"卷五:少小婴孺方"全部内容引入译本,《千金方衍义》译文辅以"grey boxes"的形式呈现以区别原文本译文,为读者能深入理解 300 余首方药主治提供了丰厚的参考,有意建构了"参译"的形式,这也与中医典籍翻译一贯遵从的"全译"或忠实于原文的策略不同,无论在形式上和内容上都是一种创新,值得借鉴学习。

4. 小字注文并译

北宋校正医书局校勘《千金方》主要由宋臣林亿等历时 8 年余完成,并在校正该书时出具标文注语 975 条。因字体小于大字本文,故称为小字注文。据笔者不完全统计,《千金要方》"卷五:少小婴孺方"正文中,除去用于中药重量及用法的小字注文,共计 40 余条且注文长短不一,最长的达 78 字。Sabine Wilms 将用于中药重量及用法的小字注文变为正文的一部分,将原文本的 40 余条小字注文进行了大胆剪裁，因此，海外译本中文版本并无小字注文的形式。但她并非直接删去不译，而是将小字注文与注释合并，重构为"并译"的形式。为方便说明，笔者将海外译本删除的小字注文置于括号内，如例1所示。

◎ 例

原文：《小品方》云：凡人年六岁以上为小，十六岁以上为少，（巢源、《外台》作十八以上为少。）三十以上为壮，（巢源、《外台》作二十以上为壮。）五十以上为老。（少小婴孺方·序例第一）

译文：The Xiǎo Pín Fāng states: All humans are considered "small" from the age of six suì on. From the age of sixteen suì on, they are considered "young". From the age of thirty suì on, they are considered "adult". From the age of fifty suì on, they are considered "old".

注释：**Suì 岁：In China, human age is counted in suì 岁, beginning from the moment of birth.** A Child who is four suì old in China is therefore three years old in English. The present phrase means literally translated "older than six suì", or in other words past their sixth birthday. Other early Chinese medical literature, like the Zhū Bìng Yuán Hóu Lùn《诸病源候论》(Discussion of the Origins and Signs of the Various Diseases) from 610 by Chāo Yuánfāng 巢元方 and the Wài Tái Mì Yào《外台秘要》(Essentials Secrets from a Border Official/the Palace Library) from 752 by Wáng Tāo 王焘, define youth as beginning at age eighteen and adulthood at twenty.

　　分析:Sabine Wilms 将原文中的小字注文从文本内删除,将其作为文本外注释的形式,并入对"岁"的注释之中,如黑体部分所示。小字注文中,巢源、《外台》均用简称,分别指的是《诸病源候论》和《外台秘要》两部典籍,译者理解准确,阐释得当,不足之处一是"巢"的拼音注音有误,应改为 Cháo;二是涉及年龄时,例如"六岁",译者翻译为 the age of six suì,其中 age 和 suì 属于语义重复,因下文重点注释"岁",建议将 the age of 结构去掉。

　　对于小字注文几乎全部删除这一现象,笔者认为有待商榷,正如笔者在第二章第三节的论述:《千金要方》为一部编述性的大型医学著作,其资料来源多途,时间跨度较大,北宋时传本错误较多,且鲜有善本。经北宋校正书局林亿等校正刊行后流传至今。这一校正版本也正是海外译者所使用的译本原文。据译者在译本序中所言:她依据 1955 年由人民卫生出版社出版的日本江户医学影北宋本《备急千金要方》为底本,也就是经林亿等校正的版本,但译者在对《千金要方·少小婴孺方》进行中英对照翻译时,将这一版本中的"小字注文"原文几乎全部删除,只保留了繁体版大字原文,即便是个别保留的小字注文原文,也不是以小字注文的形式出现,这样大幅度地对原文进行裁剪,使读者无法感受到《千金要方》校正版本的文献特色。笔者认为宋校版文献特色是原文重要的一部分,小字注文也是中国典籍中最为常见、最具有中国阐释注疏特色的语言表达形式,是区别于西方话语的"地方性知识"的体现。从这一点来看,译者的主体性与创造性是否可以不受伦理规范、不受制约呢? 如何把握"创造性叛逆"的度,也是学界一直争论的重要问题,对此需要进一步开展研究。

　　对经典的诠释是中医研究和发展的重要方法和手段。中医典籍成书年代久远,文字古奥难懂,又融合了中国传统的医学和哲学特点,其诠释本身就具有多样性。因此,中医典籍医哲文化层面的研究值得深入展开。本节重在阐明不同的译者能够为当代的读者解读中医典籍提供多样化视域。同时,译者作为文化的解释者和传播者,还要考虑目的语读者对于异质文化的接受能力,避免因个人的阐释缺位或阐释过度导致读者对中医文化的误读,这也构成了经典著作不断阐释、复译的原因和动力。

总的来说,完美的译本并不存在,典籍翻译也不例外,"误译"是典籍翻译的"常态"。对于中医典籍"误译"现象,首先应区分"有意误译"和"无意误译",不宜混为一谈,因为前者往往被忽略或讨论较少,而后者又常常被"过度批评",海外译本尤难豁免。其次,对于海外译者积极的、富于创新精神的"有意误译"需开展全面、深入的讨论与学习,避免"有意误译"的价值淹没于"误译"的片面否定之中。通过对《千金要方》海外译本分析后不难发现:Sabine Wilms注重发挥译者主体性,灵活运用不同的变译策略,如改写、编译、参译、并译等,以"变"求"通",以"改"求"达",其目的在于弥合原文、译文和读者之间古、今、中、外的视域差异,努力促进三者的视域融合,这不同于以往中医典籍翻译实践中普遍使用的全译策略,因此,译者的"有意误译"实践对于探索中医典籍的译介策略以及在海外更好地接受与推广有所借鉴。另外,由于中西异质文化隔膜,译者在涉及朝代、地名、多义词以及病证名的翻译方面存在"无意误译"。实际上,即便汉语为母语的译者,对原文本也存在不同程度的误读,因此,对海外译本中的"无意误译"提出合理批评的同时,需要肯定海外译者付出的艰辛劳动,善待他们得之不易的翻译成果。相较而言,中国译者对于汉语深层次的理解和把握有着不可比拟的优势。基于此,海外汉学家和中国译者可以发挥各自的优势,必要时开展深度合作,如德国中医典籍资深译者文树德在翻译《本草纲目》时,与中国学者张志斌、华林甫、郑金生等教授合作,这样有利于避开各自的短板,形成文化间的"互视"与"互释",更好地推动中医典籍外译事业。

译介行为

一、译入行为与译出行为

周领顺,任俊(2020)在文章中提出:"'译出'实践和研究是新时代赋予我们的使命。"许钧(2015)在文章中指出:"虽然也有16世纪到18世纪的中学西传,但从整体上来说,对中国作品译出的关注与重视均远远落后于对外国作品译入的关注与重视。"马冬梅,周领顺(2020)总结近年来翻译活动发生的巨大变化,认为:"对中国翻译实践而言,最大的变化就是翻译方向的变化,中译外已经超越外译中。"谢天振也早在2012年就指出:"建立在千百年来以引进、译入外来文化为目的的'译入翻译'(in-coming translation)基础上的译学理念……很难有效地指导今天的'译出翻译'(out-going translation)的行为和实践。"

国内译界对于"译入"与"译出"的定义有几种不同的理解,周领顺(2020)在文章中指出:一是许钧、胡德香、潘文国等认为："译出"是将中国文学译至他国，"译入"反之，不区分翻译行为者；二是李越、王颖冲等认为：中国文学若由源语国（中国）主导译介，可定义为"译出"；若由译语国（他国）主导翻译，可界定为"译入"，与翻译行为者紧密相关。许多，许钧（2019）在其文章中讨论的"译出行为"指的是由中国政府、相关机构或译者主导、主动进行的中译外行为。陈大亮（2023）在文章中对"译入"与"译出"两个术语的不同观点进行了辨析总结，但似乎这两个术语的定义仍然未能明确统一。本文讨论的"译入"与"译出"主要遵循上述谢天振先生2012 年提出的观点。

二、中医典籍译出概述

全球化时代背景下，中医典籍对外译介对于传播中医文化起着重要的桥梁作用。中医典籍是中华传统文化的优秀代表，集医学和文学价值于一体，既有科技文本的特征，也因融合了儒、道、佛等哲学文化而语义深奥，如《黄帝内经》《难经》体现出的整体观、辩证法、阴阳论和五行学说等医哲思想，不仅是中国传统文化的集大成者，也是当代中医发展的根基。又如《神农本草经》作为第一部中药经典著作，为中医药学的研究奠定了坚实的基础。再如医圣张仲景的《伤寒论》和《金匮要略》，对隋唐时期医学的继承发展产生重大影响，其医学影响力延续至今。

自 1925 年起第一个《黄帝内经》译本诞生至今已历经百年之久，海内外中医典籍译者为中医典籍翻译与传播事业作出了巨大贡献，如德国翻译家文树德先后翻译了《黄帝内经》《难经》《银海精微》《本草纲目》等中医典籍，其译本受到海内外读者的广泛关注与研究，其翻译的《黄帝内经》居于全球图书馆馆藏量第一位；英国翻译家 Nigel Wiseman 全文翻译了《伤寒论》，与 Sabine Wilms 合作翻译了《金匮要略》，还出版了多部中医术语词典，在海内外备受读者欢迎。罗希文先生在世时曾主持承担国家社科基金重大项目《中医典籍研究与英译工程》(05&ZD003)，在该项目启动前，罗希文等同志经过 20 多年的努力，已经完成《伤寒论》《金匮要略》《本草纲目》《东医宝鉴》和《医方类聚》等 5 部中医典籍的英译工作，总字数超过 1 000 万字，后又翻译完成《黄帝内经》，其中《本草纲目选》《伤寒论》《金匮要略》等入选大中华文库，是我国中医典籍外译的领路人；李照国先生笔耕不辍 30 多年，完成了数十部中医典籍著作的翻译工作，其中包含中医四大经典著作《黄帝内经》《难经》《神农本草经》《伤寒杂病论》(包括《伤寒论》《金匮要略》)的英译，并发表论文百余篇，参与中医名词术语外译国际标准制定，与吴青、邢玉瑞等共同主编完成《中医文化关键词》《中医文化关键词 2》，为我国中医典籍外译事业作出了卓越贡献。

三、中医典籍的国家译出行为

20 世纪 90 年代，我国政府推出"大中华文库"，是我国历史上首次系统地对外推介中国典籍外译的国家重大出版工程，其中就包括罗希文先生翻译的《伤寒论》《金匮要略》《本草纲目选》等，以及李照国先生翻译的《黄帝内经·素问》《黄帝内经·灵枢》，让世界看到了中医典籍翻译已经取得的丰硕成果，推动了国内外中医典籍翻译研究热潮。

21 世纪以来，"中国图书对外推广计划""国家社会科学基金中华学术外译项目""经典中国国际出版工程"等大型中国文化译介活动也是由政府主导并给予资金支持，这也使得"国家翻译实践"成为

"具备中国本土特色的原创性译学话语之一",正如黄友义指出,"中国的翻译业态已经从'翻译世界'转为'翻译中国'"。尽管有学者提出"大中华文库"等国家为译介主体主导的译本实际传播效果不佳,馆藏量和读者评价都不及国外译者的译本受西方读者欢迎,但随着国家翻译实践研究的不断深入,也有学者指出:"文学译介这样的非人际、反馈延时性显著的传播活动,其传播受众不应纳入译介主体范畴。"再如,辛红娟等(2018)所指出的"中国文学、中国文化外传过程中的'时间差'和'语言差'确实存在"。笔者对此观点深以为然,译出行为的反馈的确具有延迟性,尤其是关于"谁来译"的问题,我们不能因为较短时间内的译介接受度不佳就放弃主动译出,也不能盲目认为国外译者翻译的译本就比国人译得好,也不见得译本受西方读者欢迎就意味着该译本能够反映真正的中国文化内涵。随着译入和译出研究的不断深入,结合具体译本的分析,借鉴海外汉学家翻译中的强项和优势,我们相信国人能够更好地讲好中国故事。

四、中医典籍中外两种译本比较——以《神农本草经》为例

《神农本草经》(简称为《本草经》或《本经》)是现存最早的中药学著作,成书于战国时期或秦汉时期(一说成书于东汉时期),是中医四大经典著作之一,对后世产生的影响巨大。《神农本草经》载药365种,分为上品、中品、下品三大类,大部分中药还有一个或多个别名,如"药之国老"甘草,一名美草,一名蜜甘,全书共计中药名称700余个,蕴含独特的中医文化特色,也是译者翻译该典籍的重中之重。其次,每一种药物对应的性味、主治病证、功效、生长地等也有详细记载,有很多在西医中难以找到对应的词汇。再加上年代久远,中医语言古朴

晦涩、内涵丰厚,给译者带来不小的挑战。

　　较之《黄帝内经》《难经》《伤寒杂病论》(包括《伤寒论》和《金匮要略》)的英译本数量而言,《神农本草经》的英译本较少,1998年 Blue Poppy Press 出版了首部《神农本草经》英译本,2017年国内首部《神农本草经》英译本问世,由李照国先生翻译,至此,他也完成了中医四大经典著作的全部英译工作。另一个英译本由德国学者 Sabine Wilms 翻译,其最新修订译本亦于 2017 年出版。Sabine Wilms 博士迄今已翻译中医典籍十部有余,她与英国典籍译者 Nigel Wiseman 曾合译过《金匮要略》,遗憾的是目前国内对 Sabine Wilms 博士的研究甚少,对《神农本草经》英译本相关评论也甚少。笔者通过中外两个英译本的比较,希望引起国内外学界对《神农本草经》及其译者、译本的关注与讨论,对于中医典籍的译出行为研究提供一点借鉴。

　　(一)《本经》书名翻译

　　书名作为典籍术语的组成部分,是对全书内容的高度概括,对于读者来说能起到导读作用,其重要性不言而喻。译者在翻译时,首先需要正确地解读书名,这实际上是译者无法回避的一个"正名"过程,力求向读者传达书名之"实"。早在先秦时期,孔子就已认识到了"正名"的重要性。他提出为政之先"必也正其名",认为"名不正,则言不顺,言不顺,则事不成"。虽然强调的是社会政治伦理,但其"正名"思想体现了儒家"循名则实"的名实观,其影响至今。先秦诸子中首先提出"名"的问题的是老子(约公元前七世纪),《老子》第一章中说:"道可道,非常道;名可名,非常名。"先秦诸子中的名家学派代表人物公孙龙则在《名实论》中指出:"名,实谓也。"顾名思义,"名"指的是名称,"实"指的是事物;名实关系,即名称与事物之间的关系。从语言哲学的角度来看，"名"与"实"是构成中国传统翻译理论的重要语义范畴之一。刘军平(2003)在文章中提出："先秦哲学中大量的语言哲学都与翻译理论息息相关，它是中国翻译理论的活水源头。"冯友兰先生中西贯通，吸纳西方维也纳学派"辨名析理"的方法，"辨名"以明确概念，"析理"以分析出此名所指的一类事物的本质，从而形成了他的"名实"翻译观，即"在翻译过程中，翻译的第一要义在于译意，重在传达原文的内容(意义)，内容是'实'，语言形式则是'名'"。李照国在《神农本草经》译者例言开篇说道："神农者，炎帝是也。炎帝者，华夏之始祖，农耕之神灵，本草之厘定者也。"由此可见，"神农"并非单一个体的"农人"，而是承载了中华民族农耕文明的始祖"炎帝"。对此，李照国先生在译者例言中说道："西人译《神农本草经》，皆视'神农'之'农'为农人也，故以 Divine Husbandman 译'神农'。以华夏文明观之，'神农'者，实'农神'也，非神圣之农人也。故鄙人所译之'神农'，皆Agriculture God，而非 Divine Husbandman。如此之译，唯求信也，非求雅也。"因此，他在翻译时采用"汉语拼音 + 意译"的方法，译"名"、译"实"相结合，他将《神农本草经》书名译为：*Shén Nóng Běn Cǎo Jīng: Agriculture God's Canon of Materia Medica*。依据冯友兰先生的翻译"名实观"，Agriculture God 简洁明了地传递了"神农"的内容(意义)，译为"农神"更容易让西方读者联想到希腊神话中的"农神"德墨忒尔(Demeter)，从而领会到"神农"在中华传统文化中的重要地位。相比而言，Sabine Wilms 译本的书名为：*Shén Nóng Běncǎo Jīng: The Divine Farmer's Classic of Materia Medica*。她用 Divine Farmer 来对译"神农"，虽然没有译作 Divine Husbandman，但不难发现，Farmer 和 Husbandman 所指皆为"农人"，从书名的英译来看，与"神农"之"实"确有不符，不利于向读者准确传递"神农"之"实"。

另外,关于"本草"的理解和翻译,中西学界历来有争议,不同的译者有不同的译法,即便是同一位译者,翻译结果也不尽相同,如罗希文先生将《本草纲目》英译为 *Compendium of Materia Medica*,但在《本草纲目》译本中,凡提及《神农本草经》处,皆译为 *Shen Nong's Great Herbal*,这一点现在看来令人费解。著名翻译家严复曾说:"一名之立,旬月踟蹰",一语道出了他在译词时的艰难和对于"定名"的谨慎态度。为避免译名混乱干扰读者理解术语之"实",译者需"追本溯源",重视"正名",谨慎"定名"。"本草"是中医文化的特色词汇之一,据《本草纲目》历代诸家本草中记载,《楼护传》:"护少诵已经本草方术数十万言,本草之名盖见于此。"寇宗奭曰:"其名始于黄帝,见《帝王世纪》:'黄帝使岐伯尝味草木,定《本草经》,造医方以疗众疾。乃知本草之名,自黄帝始。'"五代后蜀韩保升《蜀本草》(编撰于 935—960 年)中首次对"本草"一词进行了解释:"药有玉石、草、木、虫、兽,而云本草者,为诸药中草类最多也。"《中药辞海》对"本草"的释义为:"本草为中药学的古称,本草即本源于草之意。""本"是多义字,但在"本草"一词中作动词解,意为"本源于、凭借、根据"的意思,可参《汉书·艺文志第十》:"经方者,本草石之寒温,量疾病之浅深,假药味之滋,因气感之宜,辨五苦六辛。"这一解释与《本草纲目》中对"本草"的注释一致,罗希文先生将其译为:Bencao: In Chinese it means the branch of science which examines herbs. Ben means "in accordance with, to follow, to be based on", and Cao means "herbs (or grass)"。"草"在古代是植物的代称,在"本草"中其含义为"药"。战国时期《墨子·贵义》篇云:"唯其可行,譬若药然,草之本,天子食之,以顺其疾,岂曰'一草之本'而不食哉?"明确将"草"视为"药",另许慎《说文解字》:"药,治病草也,从草,乐声。"而"药中又以中草类最多",

故有"草为药之本"的说法。Sabine Wilms 在《神农本草经》前言部分也提到她对"本草"的理解：Materia medica literature, called 本草 bencao(roots and grasses) in Chinese, has a long and illustrious, if somewhat overwhelming, history in Chinese medicine. 她将"本草"按照字面意思释义为 roots and grasses，显然将"本"和"草"理解为并列的名词，回译后意思为"根"和"草"，并非"本"实质所指的"本源于、凭借、根据"之意，没有为读者阐明"本草"之"实"。目前，关于"本草"一词的翻译基本已经达成统一，尤其在书名中，中外译者大都使用拉丁文 Materia medica 直接对译。

中华民族历来重视命名，《礼记·祭法》中便记载有"黄帝正名百物，以明民共财"的说法。荀子曾在其《正名》中说道："名有固善，径易而不拂，谓之善名"，意即名称也有好坏之分，简洁明了、不产生歧义的，便是好的名称。笔者认为，在涉及名称或者术语翻译时，"善名"的标准也同样适用，即：好的译名也需简洁明了、没有歧义，必使"名"有所指，"名""实"能够协调统一。

（二）中药名的翻译

洪堡特曾说过："语言文字是最带有民族性的东西，民族的语言就是民族的精神。"中药和方剂是中医学独有的两门专业，除少部分为中西医共有外，大部分相关概念和用语属中医所独有。中药名作为中医术语的一部分，其命名反映了本民族语言的独特性，因为药材首先取之于自然环境，具有显著的表象特征，即"药材之象"，简称"药象"。《本草纲目·十剂》记载："天地赋形，不离阴阳，形色自然，皆有法象。"例如，白头翁，一名野丈人，一名胡王使者，《本草纲目》对"白头翁"的释名如下："[弘景曰]处处有之。近根处有白茸，状似白头老翁，故以为名。[时珍曰]丈人、胡使、奈何，皆状老翁之意。"我们能从"白头翁"的命名中直接解读出其"药象"——颜色、形状,十分生动形象。类似的药名还有很多,如"紫草""玄参""赭石""佛手"等等。目前,中药名的翻译首先是以汉语拼音进行音译,后采用拉丁语翻译中药名以体现严谨性,同时采用英语翻译方便国际交流,目的是体现中药名翻译的准确性。"白头翁"也相应地译为:Baitouweng(白头翁,pulsatilla,Radix Pulsatillae), [It is also] called Yezhangren(野丈人)and Huwang Shizhe(胡王使者)。《本经》海外译本中,Sabine Wilms 除了采用以上提到的几种译法,对很多药物名采用了直译法,将中药名的字面意思"对等"译出,且置于拉丁文和英文译名之前,试与李译本比较:"白头翁"译为"white-haired elder, root of Pulsatilla chinensis (Chinese pasqueflower/anemone)";"野 丈 人"直 译 为"wild father-in-law","胡 王 使 者"直 译 为"emissary from the King of the Northwestern tribes",虽然译者把"丈人"理解为现代汉语中的"岳父",没有准确理解"丈人"是古时对老年男子的尊称,但对于此类"药象"直观生动,名实一致无歧义的药名,过多使用汉语拼音不利于文化传递,直译出其"药象"更有利于让异域读者体会中医"象思维"的独特性。

李时珍在《本草纲目》凡例中所言"诸品首以释名,正名也",他将释名放在首位,体现出对中药进行"正名"的重要性。由于中医语言"文简义博",采用直译时还需辨义,分类译之。有些中药名,如"狗脊""龙眼"等,是根据其形态如同狗脊、龙眼而命名,在具体的语境下直译为"dog spine""dragon eye"也可谓"名副其实",不会引发争议,而有些药物名,如"龙胆",则不能按形态理解,因"龙胆"的释名较为复杂,在《本草纲目》中如是记载:"[志曰]叶如龙葵,味苦如胆,因以为名。"译者仍然直译为"dragon's gall",是对药名的内涵理解不够准确,翻译后造成"名不副实"。笔者认为:这类药名需按照训诂学的方法,"辨名"以"求实",再采取准确恰当的方法翻译。除了这类以颜色、形态命名的药物,还有不少以药效命名,如"防风""续断""远志"等等,译者分别直译为"fend off wind""reconnect what has been severed""making the will far-reaching"。同理,翻译这些药名也需要"辨名求实"。

《本草纲目》对"远志"的释名为:"[时珍曰]此草服之能益智强志,故有远志之称。"罗希文先生将这句话译为:This drug has the function of benefiting the intelligence and invigorating the wisdom. So it is called Yuanzhi, which means for a longer memory. 他对"远志"的理解准确,这里的"志"指的是"记忆力",而非 Sabine Wilms 理解的"志向,意志"。《神农本草经》中记载"远志"的功效如下:"治咳逆、伤中,补不足,除邪气,利九窍,益智慧,耳目聪明,不忘,强志,倍力。久服轻身,不老。"其中,"强志"一词,Sabine Wilms 译为"strengthen the will",也属误译,此处的"志"同样也是"记忆力"的意思。据《史记·屈原贾生列传》记载:"博闻强志,明于治乱,娴于辞令。""博闻强志"即是用来指屈原有广博之学识和见闻、记忆力很强。李照国先生在其《神农本草经》译本中将"强志"译为"ensure memory""strengthen memory"等,理解准确、翻译到位。古汉语中,"志"的含义丰富,不加训诂不辨语境,则易造成误译。"远志"的"志"指的是"记忆力",而非"志向,意志"。另据《本草纲目》"远志"释名:"[时珍曰]此草服之能益智强志,故有远志之称。"故笔者建议"远志"可改译为:long-term memory booster。

又如《本经》记:"龙眼,治五脏邪气,安志,厌食。久服强魂魄,聪明,轻身,不老,通神明。"Sabine Wilms 译为:Treats evil qi in the five zang organs, calms the will, and satisfies the appetite. Consumed over a long time, it strengthens the hun and po souls, makes you sharp and bright, lightens the body, stave off aging, and facilitates the breakthrough of spirit illumination. "安志"在该语境中是"稳定情绪、安定心智"之意，并非指"意志、志向"，建议将 calms the will 改译为 stabilizes the mood。

《神农本草经》里中药命名有规律可循，是中国古人百科性知识的生动见证。除了上述以颜色、形态、药效等命名的药物之外，还有一些药名反映药物性能（四气五味），如"木香""甘草"等；还有一些以生长特点命名，如"半夏""夏枯草"等，不一而足。这些形象生动、意趣盎然、哲理丰富的药名术语究如何翻译才更有利于海外传播和接受？目前不容忽视的一个现象是：中医典籍的外文译本在国外普通民众中接受度不高、传播影响力弱，而汉语拼音对海外读者而言只是一种相对陌生的语言符号，过多使用不利于中医典籍在海外的接受与传播。相比之下，《本经》海外译者将其中"名实一致"的药物采用直译法，可以更加形象地向海外读者传递中药名的"民族性"，再借用拉丁语和英语国际通用译名体现其"规范性"。虽有一些误译，但在传递中药之"象"方面值得借鉴。

（三）病证名的翻译

《神农本草经》还包含大量的病证名称，涉及疾病、功效等术语，语义深奥，有些词汇不仅具有多义性，而且由于古、今、中、西含义差别悬殊，即便将其放在上下文语境中，也极易望文生义，需要回到"历史语境"中去解读。以"乳难"一词为例。《本经》中有五种药物都提到"乳难"：如泽泻"治风寒湿痹、乳难、消水，养五脏，益气力，肥健"。蒺藜子"治恶血,破结、积聚,喉痹,乳难。久服长肌肉,明目,轻身"。续断"治伤寒,补不足,金疮,伤,折跌,续筋骨,妇人乳难、崩中、漏血"。滑石"治身热、泄澼、女子乳难、癃闭,利小便,荡胃中积聚、寒热,益精气。久服轻身,耐饥,长年"。贝母"治伤寒烦热,淋沥邪气,疝瘕,喉痹,乳难,金疮,风痉"。Sabine Wilms 分别使用 problems with breastfeeding 和 lactation problems 来翻译"乳难",breastfeeding 和 lactation 的意思相同,都指的是"哺乳",显然她认为"乳难"指的是哺乳困难或奶水不下,犯了望文生义的错误。怎样回到"历史语境"中准确理解"乳难"的语义呢? 笔者认为,译者需要借助一定的训诂学知识,查找不同的中医典籍对其进行严格的考据。训诂学是根据文字的形体和声音,结合语境,以解释文字意义的学问。以"乳"为例,据《说文解字》:"人及鸟生子曰乳,兽曰产。从孚,从乙。乙者,玄鸟也。"段玉裁《说文解字注》:"孚者,卵即孚也。乙者,请子之候鸟也。""乳"作动词,指生育,乳子即为生子,乳难则为难产,如《针灸甲乙经》卷十二妇人杂病所记:"女子少腹大,乳难,嗌干嗜饮,中封主之。"又记载"妇人乳余疾,肓门主之","乳余疾"指的便是产后疾病。《神农本草经》记:"玄参,治腹中寒热积聚、女子产乳余疾,补肾气,令人目明。""产乳余疾"实则也是"乳余疾",Sabine Wilms 译为 women's residual diseases after childbearing and breastfeeding,明显是将"产"和"乳"分开理解,没有准确理解古文中"乳"的实质所指。李照国先生在他的《本经》译本中,将"乳难"译为 difficulty in delivering baby;将"产乳余疾"译为 various diseases in women after delivery of baby,释义准确,名实俱同。《本经》中真正指"哺乳"的相关表达为"下乳汁",例如,漏芦,治皮肤热、恶疮、疽、痔、湿痹,下乳汁。石钟乳,治咳逆上气,明目,益精,安五脏,通百节,利九窍,下乳汁。

《本经》中还反复出现"疝""痹""癖""疽""痈""疮""疝瘕""癃闭"等病证名,由于译者的理解不同,翻译的标准不同等诸多因素,不少病证名有多个译名并存。例如"痹",有的直接音译为 bi,有的意译为 impediment(阻碍病),有的采用音译加意译,译为 Bi (stagnation or obstruction),有的则直接借用西医词汇误译为 arthralgia(关节痛)。不同的译者对于同一个原文本有各自理解的历史性和创造性,即便是同一个译者,在不同的时间和空间对于文本也会有不同的阐释,译本自然呈现差异性和多样性,这也是译者主体性的体现,如李照国先生在《黄帝内经》中将"痹"译为 Bi(stagnation or obstruction),但《本经》中他将"痹"译为 impediment,这体现了译者对中医术语认知的不断深入。又如"疝"的具体翻译,现在一般都直接借用西医词汇 hernias 来对译。《本经》记载:"五加皮,一名犲漆,味辛,温,无毒,治心腹疝气、腹痛,益气,治蹙、小儿不能行、疽疮、阴蚀。"Sabine Wilms 将"疝气"译为 shan-type (mounding) qi。又如"防葵"中提到"治疝瘕,肠泄,膀胱热结,溺不下,咳逆,温疟,癫痫,惊邪,狂走"。Sabine Wilms 将"疝瘕"译为 shan-type (mounding) conglomerations。Mound 一词汉语意思是指"陵,土丘",mounding 则指的是"埋土法",与"疝"毫无关联。笔者查阅了她在《备急千金要方》中"疝"的译法,例如"母怒以乳儿,令喜惊、发气疝,又令上气癫狂",译为:if a mother is angry and nurses a baby in this condition, the results [in the baby] are a tendency of fright and eruption of hernias while also causing qi ascent and diān insanity and kuáng mania. 她对"疝"的概念加了评注:Shàn 疝 is a common technical term in

Chinese medicine, translated by Wiseman as "mounting" but in modern TCM generally equated with the biomedical condition of hernia. (Wilms, 2013：82) 因此，"mounding" 应为 "mounting" 一词，这在 Nigel Wiseman 主编的《英汉·汉英中医词典》中也可查找到。是否可以使用 mounting 对译 "疝" 呢？据《说文解字》："疝，腹痛也。从疒，山声。" 并非 Wiseman 所言 "疝本字从山，指(邪气)堆积成山之义"，只是读音为 "山声"，这属于我国传统训诂学中的声训。实际上，我国自先秦时期便发展了研究词源的声训，到了汉末，还出现了刘熙《释名》这一声训专书。Wiseman 认为借用 mounting 一词，能联想到 "mountain"(山)，从而联想到 "疝"，然而，mounting 在现代语境下的语义与 "疝" 在中医典籍中的内涵相去甚远，让读者仅根据 mounting 一词就能联想到中医病名 "疝" 恐怕十分困难。那么 "疝气" 是否能直接借用西医词汇 hernia 呢？《汉书·艺文志》有《五藏六府疝十六病》四十卷，颜师古注："心腹气痛。" 又据《素问·长刺节论篇》："病在少腹，腹痛不得大小便，病名曰疝，得之寒。" 可见，疝并非现代医学中 "疝气"(henias)的狭义所指，且该病在古代不拘男女，指的是广义的 "腹痛"。罗希文先生在翻译《金匮要略》"腹满寒疝宿食病脉证治第十" 篇中将 "寒疝" 译为 "abdominal pain caused by cold"，笔者认为值得学习、借鉴。

李照国先生在文章中写道："中医的疾病名称与西医既有名实俱同的，也有名异实同的，还有名同实异的以及名实俱异的。对这些术语的翻译进行标准化时，须从实制宜，明辨异同。" 从 "实" 制宜需要 "追本溯源"，回到其 "历史语境" 中解读，解读的有效方法之一便是依据我国传统的训诂学方法。训诂学对于典籍翻译有着重要的方法论意义，正如李玉良先生所言："经典翻译首先需要以正确和深入的理解，而且是跨越时空的理解为基础,而训诂是理解的法门。"涉及《本经》翻译,无论是中药名还是病证名,因为数量众多,为了避免出现误译,译者不仅要跨越时空,还要跨越典籍,以探求语义之实。

目前,我国文化典籍译出工作和译出行为研究还有待进一步开展,有关"中国典籍外译谁更能胜任"的话题争论已久,相较而言,中国译者对于汉语深层次的理解和把握有着不可比拟的优势。辛红娟等明确指出:中国在走向民族复兴的过程中,不能完全"把言说中国的机会和责任放手给本不该承担起这一话语主体角色的'他者'",这对于展示中国"文化自信",塑造中国国际形象,提高中国国际话语权,构建区别于西方话语范式的中国译学学术话语体系十分重要。我国中医典籍翻译前辈已经为中医典籍外译作出了卓越贡献,四大中医典籍以及《本草纲目》等都有了中国译者的版本,但目前仍有很多中医经典著作亟待翻译,如《备急千金要方》至今仍没有国内英译本问世,笔者因而尝试在第五章中对孙思邈"食治篇"中的食疗养生思想进行研究,并对食疗名物词进行译释实践,希望能为中医典籍译出事业尽绵薄之力。

第五章

《备急千金要方》食疗名物词译介

《备急千金要方》食疗概述

一、食养——食疗之缘起

食疗是中医流传至今的宝贵遗产。食,饭也。《说文·食部》:"六谷之饭曰食。"疗,《说文·疒部》:"疗,治也。"我国自古就有"药食同源"之说,我国第一部药物典籍《神农本草经》所收载的365种药物中,一说至少有一半既是药物也是食物;一说有食物50种。周朝的《周礼·天官》认为:"以五味、五谷、五药养其病",意思是治疗疾病要将食物与药物结合起来。《周礼》就有"食医""疾医""疡医""兽医"之属。其中"食医"掌和王之六食、六饮、六膳、百羞、百酱、八珍之齐;"疾医"掌五味、五谷、五药以养病;"疡医"则是"以五毒攻病,五气以养之,五药以疗之,五味以节之"。东汉经学家郑玄为《周礼》所注云:五谷为麻、黍、麦、稷、豆;五味为醋、酒、饴、蜜、姜;五药为草、木、虫、石、谷;五毒为五药中有毒者;五气为五谷之误。这一时期的"食医"应归属于中医的"食养"范畴。

"食养"这一概念早于"食疗"一词出现。"食养"即用饮食调养身体。中医典籍《黄帝内经》中提出"食养",并为食疗学的发展奠定了理论基础。《素问·五常政大论》中有言:"大毒治病,十去其六;常毒去病,十去其七;小毒治病,十去其八;无毒治病,十去其九。谷肉果菜,**食养尽之**;无使过之,伤其正也。"意思是说:凡是用大毒之药治病,病去十分之六;用常毒之药治病,病去十分之七;用小毒之药治病,病去十分之八;即使用无毒之药治病,病去十分之九。之后用谷物、肉、果、菜等饮食调养,使邪气祛除。不要用药过度,以免损害正气。

《黄帝内经》还进一步对五气、五味、五谷、五色等做了更为详细的阐述,例如:

《素问·宣明五气篇》曰:"五味所禁。辛走气,气病无多食辛;咸走血,血病无多食咸;苦走骨,骨病无多食苦;甘走肉,肉病无多食甘;酸走筋,筋病无多食酸;是谓五禁,无令多食。"此处"五气",指的是"五脏之气",与郑玄所注有所区别。这段话强调了五味各有所禁忌,患五种疾病,不可多食与之相对应的五味。

《灵枢·五味篇》曰:"五味各走其所喜,谷味酸,先走肝,谷味苦,先走心,谷味甘,先走脾,谷味辛,先走肺,谷味咸,先走肾。"这指的是"五味"对应"五脏"的理念。这里的"谷"泛指的是食物,指的是食物自身所具备的不同性质,大致可分为酸、苦、甘、辛、咸等。

《素问·脏气法时论》曰:"肝色青,宜食甘。粳米、牛肉、枣、葵皆甘。心色赤,宜食酸。小豆、犬肉、麻、李、韭皆酸。肺色白,宜食苦。麦、羊肉、杏、薤皆苦。脾色黄,宜食咸。大豆、猪肉、粟、藿皆咸。肾色黑,宜食辛。黄黍、鸡肉、桃、葱皆辛。辛散,酸收,甘缓,苦坚,咸耎(音 ruǎn)。毒药攻邪,五谷为养,五果为助,五畜为益,五菜为充,气味合而服之,以补益精气。"

《灵枢·五味篇》曰:"五谷:秔(注:同粳)米甘,麻酸,大豆咸,麦苦,黄黍辛。五果:枣甘,李酸,栗咸,杏苦,桃辛。五畜:牛甘,犬酸,猪咸,羊苦,鸡辛。五菜:葵甘,韭酸,藿咸,薤苦,葱辛。五色:黄色宜甘,青色宜酸,黑色宜咸,赤色宜苦,白色宜辛。凡此五者,各有所宜。五宜:所言五色者,脾病者,宜食秔米饭,牛肉枣葵;心病者,宜食麦羊肉杏薤;肾病者,宜食大豆黄卷猪肉栗藿;肝病者,宜食麻犬肉李韭;肺病者,宜食黄黍鸡肉桃葱。五禁:肝病禁辛,心病禁咸,脾病禁酸,肾病禁甘,肺病禁苦。"

总之,《黄帝内经》阐述的食疗理论对中医食疗产生了深远的影响。这些理论为后来的中医学提供了重要的理论基础,也影响了中国传统饮食文化。中医食疗的原则和方法在人们日常饮食中仍然被广泛应用,有助于人们保持身体健康、防病治病。

二、张仲景"食养"思想

"医圣"张仲景《伤寒杂病论》也不乏"食养"的论断,并对中医食疗的发展产生了深远的影响。《伤寒杂病论》虽重于对疾病的辨证施治,但其中的一些食疗观点和治疗方案成为后来中医食疗理论的重要组成部分。张仲景在《金匮要略·禽兽鱼虫禁忌并治第二十四》中提出:"凡饮食滋味,以养于生,食之有妨,反能为害。"意思是说,饮食为身体和生命提供必需的养分,不可或缺。但是,如果饮食不科学,不适宜,又可能对身体产生危害。又言:"切见时人,不闲调摄,疾疢竟起,若因食而生,苟全其生,须知切忌者矣。"他提出:如果要保全生命,就一定要注意饮食宜忌。他还在《伤寒杂病论》中指导人们根据季节变化调整饮食,以增强体质。如《金匮要略》说:"春不食肝,夏不食心,秋不食肺,冬不食肾,四季不食脾。"并注意食量有节,如《金匮要略》言"梨不可多食,令人寒中;安石榴不可多食,损人肺;梅多食坏人齿"等等。

另外,在《伤寒杂病论》中,张仲景对一些病症提出了相应的食疗方。有学者曾统计,《伤寒杂病论》397 条 112 方中,与食疗有关的就有 90 余条、70 余方,其中有关纯食疗的方剂有 13 首,分别是甘草汤、猪肤汤、蜜导煎、橘皮汤、百合洗方、红兰花酒、茯苓戎盐汤、瓜蒌牡蛎散、甘麦大枣汤、干菜干姜汤、百合鸡子黄汤、茯苓甘草干姜汤、甘草干姜茯苓白术汤。

仲景食疗法的一大特色是以"食物入药"。《伤寒杂病论》一书中涉及食物及食物性的药物大约共计 38 种,包括蜜、盐、酒、曲、生姜、小麦、大麦、粳米、粟米、饴糖、大枣、阿胶、百合、肉桂、乌梅、栀子、菊花、瓜子、芍药、茯苓、甘草、鸡蛋、羊肉、猪肉、赤小豆、山药、干姜等。总之,张仲景《伤寒杂病论》对中医治疗实践和养生保健提供了重要的参考,对后来的中医食疗理论的发展起到了积极的推动作用,对孙思邈的影响较大,因此孙思邈在其《备急千金要方》中常引述仲景之理论并继承发扬,写成现存最早的食疗专篇——《备急千金要方·食治》。

三、食疗思想的继承、发展——《千金要方·食治》首次提出"食疗""食治"概念

孙思邈在《千金要方》中首次提出了"食疗"和"食治"之名,源自《食治·序例第一》开篇:"夫为医者,当须先洞晓病源,知其所犯,以食治之;食疗不愈,然后命药。"孙思邈不仅继承发扬了上述《黄帝内经》《伤寒杂病论》既有的理论论述,又兼收不少外来食疗名物,融合佛家、

道家等相关理念,将食疗理论与实践紧密结合。在论述"食疗""食治"医理时,他旁征博引、钩沉辑佚,并加入个人理解阐释发挥,引用张仲景、扁鹊、《黄帝内经》等有关论述:仲景曰:人体平和,惟须好将养,勿妄服药。药势偏有所助,令人脏气不平,易受外患。夫含气之类,未有不资食以存生,而不知食之有成败;百姓日用而不知,水火至近而难识。余慨其如此,聊因笔墨之暇,撰五味损益食治篇,以启童稚,庶勤而行之,有如影响耳。

这段话中,张仲景指出:人的身体原本平和,只需要好好调养,不要乱服药。因为药物虽能治病,但容易使五脏之气失去平和。然后说明但凡有气息的物种都要靠食物生存,但都很少知道食物也有不同的补益和破坏作用;老百姓天天食用却不知道这一点,犹如危险离得很近但难以辨识。因此,孙思邈感叹于此,撰写了"食治篇"。需要说明的是:孙思邈的弟子孟诜在孙思邈的研究基础上,撰写了我国食疗史上最早的以"食疗"命名的中医典籍《食疗本草》,其改"食治"为"食疗",盖因避唐高宗李治(650—683 在位)之名讳。

孙思邈接着又引用了卫汛记载的扁鹊对于食治重要性的论断。据考据,河东卫汛,东汉河东(今山西夏县北)人,相传少时师从张仲景,著有的《小儿颅囟经》是我国现存最早的儿科专著,其中写道:"河东卫汛记曰:扁鹊云:人之所根据者形也,乱于和气者病也,理于烦毒者药也,济命扶危者医也。安身之本,必资于食;救疾之速,必凭于药。不知食宜者,不足以存生也;不明药忌者,不能以除病也。斯之二事,有灵之所要也,若忽而不学,诚可悲夫!是故食能排邪而安脏腑,悦神爽志,以资血气。若能用食平,释情遣疾者,可谓良工。长年饵老之奇法,极养生之术也。夫为医者,当须先洞晓病源,知其所犯,以食治之;食疗不愈,然后命药。"

上述引文中,扁鹊指出了食物乃安身之根本,药物是为了迅速地治疗疾病,既要懂得食物的好处,也要通晓药物的禁忌,不重视学习这两点非常可悲。是否能够运用好食物疗法,也是判断医家是否为高明的"良工"的重要依据。

另外,孙思邈不惜笔墨,重点引用、阐述了《黄帝内经》中与食疗相关的"五味""五色""五脏""五方"理论。分别引用《黄帝内经·灵枢·五味论第六十三》论述了"五味入口,各有所走,各有所病",引文大致与上文所引用《素问·宣明五气篇》主要思想一致,都认为:酸走筋,咸走血,辛走气,苦走骨,甘走肉。

另外,孙思邈还分别引用了《素问·五脏生成篇》中的"五脏所合法":"肝合筋,其荣爪;心合脉,其荣色;脾合肉,其荣唇;肺合皮,其荣毛;肾合骨,其荣发。"另外讲述了有关"五脏不可食忌法"等相关问题:"多食酸则皮槁而毛夭;多食苦则筋急而爪枯;多食甘则骨痛而发落;多食辛则肉胝而唇褰;多食咸则脉凝泣而色变。"总之,孙思邈认为饮食需调和五味才能对人有益。

其后引用《素问·脏气法时论》中的相关论述,讲述"五脏所宜食法""五味动病法""五味所配法""五脏病五味对治法",主要论述五脏合五色、五味,并讲述了适宜五脏患病之人的饮食。因上文有相关论述,此处从略。

《黄帝内经》的饮食观以五行学说为基础,提出了"谷果畜菜"的膳食模式,《备急千金要方·食治》在"序例第一"之后,也同样从"果实第二""菜蔬第三""谷米第四""鸟兽第五"四个方面介绍具体食疗名物,在《内经》基础上继承创新、兼收并蓄,形成我国古代第一个食治专篇。

处于当今"快餐时代"的人,往往忽视了健康饮食的重要性,忽视了食疗养生防病治病、养生保健作用，因此，研究食疗养生可以让人们了解"药食同源""治未病"等流传至今的养生理念，重新审视养生食疗对健康的重要作用，这对于提高中华民族整体的身体素质、建设"健康中国"具有重要的现实意义。

习近平总书记指出："中医药学凝聚着深邃的哲学智慧和中华民族几千年的健康养生理念及其实践经验，是中国古代科学的瑰宝，也是打开中华文明宝库的钥匙。"如何将流传几千年的中医养生在全世界范围内译介传播，借助译介的桥梁，"讲好中医故事，传播好中国声音"，通过全人类都关注的健康养生话题，展现中医药独特的生命观、健康观、防治观等思想，从而彰显中华优秀传统文化的精神内核，为人类健康提供"中国方案"。

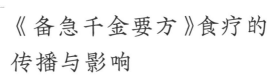

第二节

《备急千金要方》食疗的
传播与影响

一、《千金要方》食疗思想

古语道:"民以食为天。"唐代时,药膳已发展为一门专门的学科。孙思邈不仅是唐代著名的医学家,同时也以其长寿而闻名于世,这与他注重"治未病"、注重养生保健、重视食疗有很大的关系。孙思邈在继承前人的基础上著成《千金要方》,卷二十六"食治篇"是现存最早的食疗专篇,包含序例第一、果实第二、菜蔬第三、谷米第四、鸟兽第五五个部分,其中果实名物词 29 条,菜蔬名物词 58 条,谷米名物词 27 条,鸟兽名物词 40 条,合计 154 条,每条词条少则十几字,多则几百字,每药之下有性味、有毒、无毒、主治、功效等内容,并涉及食治、食养、食禁等多个方面,有的还简要论述采集时节、别名、炮制和食用方法、可否久食,对禁忌证、过食所致副作用也有论述。

与之前的中医典籍相较,《千金要方·食治》记载了不少丝绸之路沿线各国方药、草药,不少本草名物都是首见于医籍。例如,果实名物第一条是"槟榔",来自中南半岛南部及南洋诸岛;还有胡桃、越瓜、胡荽子、白麻子、蕃荷菜、鸳鸯肉、熊肉等,补先前本草著作之缺。还有不少名物来自民间,反映了药王"一方不弃,万法并取"的思想。所收食物食疗作用广泛,包括妇、儿、老年、内、外、五官、皮肤等科,还记载其补虚、强身、美容等功效,另外还记载了一些"食复"功效,即如何在患病后科学进食,促进身体康复。《千金要方·食治》主要体现出孙思邈以下几个食疗原则。

(一) 食乃"安身之本"

《千金要方·食治·序例第一》中强调:"安身之本,必资于食;救疾之速,必凭于药。不知食宜者,不足以存生也;不明药忌者,不能以除病也。斯之二事,有灵之所要也;若忽而不学,诚可悲夫。"意思是说:食物是身体健康平和的根本,药物是用来治疗疾病的。不明白食物补益作用的人,无法依靠食物生存;不了解药物禁忌的人,不能依靠药物除病。这两件事,是人生存的总纲,须引起重视。

孙思邈引用扁鹊关于"药""食"的论述,可见其十分重视饮食对于人们生命健康的作用。他又强调"若食味不调,则损形也",意思是要注重饮食得法,如果不注意饮食调和,不遵循一定的饮食原则,食味反过来也会对健康有损伤。

(二) 食疗不愈,然后命药

孙思邈在《千金要方·食治·序例第一》中论述:"夫为医者,当须先洞晓病源,知其所犯,以食治之。食疗不愈,然后命药。药性刚烈,犹若御兵;兵之猛暴,岂容妄发?发用乖宜,损伤处众,药之投疾,殃滥亦然。"这段话的意思是:行医之人,应首先洞察疾病来源,知道疾病侵犯的部位,并用食物治疗。食物治疗无法痊愈之时,再用药物治疗。药性刚烈,用药如用兵;战争凶猛暴烈,怎能容许胡乱发动? 发动战争违背常规,损伤众多,药物之用于疾病,滥用药物也是如此。这段流芳后世的论述体现了孙思邈"食治优于药治"的基本理念,同时还强调了药物治疗具有一定的局限性,如果必须通过药物治疗疾病,不能随意用药。

(三) 强调"食不欲杂"

孙思邈还在《千金要方·食治·序例第一》中论述引用高平王熙,即王叔和的论断:"食不欲杂,杂则或有所犯;有所犯者,或有所伤;或当时虽无灾苦,积久为人作患。"这一原则强调了饮食不能纷杂,所吃食物纷杂可能导致彼此间犯忌,对身体造成不必要的伤害。或许当时感受不到伤害,但时间积累久了一定会伤害到身体健康。

(四) 强调饮食有节,遵循四时

孙思邈又指出:"食啖鲜肴,务令简少,鱼肉、果实,取益人者而食之。凡常饮食,每令节俭,若贪味多餐,临盘大饱,食讫觉腹中彭亨短气,或致暴疾,仍为霍乱。又夏至以后,迄至秋分,必须慎肥腻、饼臛、酥油之属,此物与酒浆、瓜果理极相仿。夫在身所以多疾者,皆由春、夏取冷太过,饮食不节故也。"该部分论述了孙思邈强调高脂肪、高蛋白等"鲜肴"要少吃,大鱼大肉不可多食,不能"贪味"。肥膏油脂又兼食用过量,会导致突然引发疾病,患霍乱病。还要特别注意遵循四时饮食禁忌,特别是夏至之后到秋分之前,人们应该少食类似肥腻、饼臛、酥油类等食物,因为这些类型的食物与酒浆、瓜果的食性相克;春夏时不宜饮食过冷,容易导致身体有多种疾病,要依时而食,努力做到饮食有节。

(五) 注重饮食宜忌

孙思邈在《千金要方·食治·序例第一》指出:"又鱼鲙诸腥冷之物,

多损于人,断之益善。乳酪酥等常食之,令人有筋力胆干,肌体润泽。卒多食之,亦令胪胀泄利、渐渐自已。"像鱼鲙等腥冷的食物对人身体有损害,不吃为好。乳、酪、酥等经常食用,令人有力气,强悍胆气,使肌体润泽,但注意不要一次食用过多,不然也会让人腹胀泄泻。

孙思邈还收录了食物是否宜食、能否久食或者多食。如《千金要方·食治·果实第二》记录:"蒲桃:久食轻身不老,延年";"鸡头实:久服轻身,不饥,耐老,神仙";"樱桃:可多食,令人好颜色,美志性";《千金要方·食治·菜蔬第三》中记载:"蕺荷叶:形瘦疲倦者不可久食,动消渴病""二月、三月宜食韭,大益人心"等等。

孙思邈还详细记录了有些食物的饮食禁忌。如《千金要方·食治·菜蔬第三》中记载:"茗叶:不可共韭食,令人身重""苍耳子:立秋后忌食之""芥菜:不可共兔肉食,成恶邪病"等。《千金要方·食治·鸟兽第五》中记载:"二月勿食兔肉""七月勿食生蜜,令人暴下发霍乱"等等。

另外,孙思邈的食疗养生思想也是儒、道、佛三教融合的结晶,与其所处的时代有密切的关系。自东汉时期佛教传入我国后,南北朝、唐朝时发展至鼎盛;道家在两晋、汉唐时也有很大发展。自老子起,道家提倡"无为"、重视修身、养生,丰富发展了中医理论与实践。无论是东晋"道圣"葛洪,还是"真人"孙思邈,都是一派道家风范。孙思邈还著有《摄养枕中方》《孙真人摄养论》等也含有一定的食疗论述,连同《千金要方·食治·序列第一》一并收录于正统《道藏》。身处繁荣开放、兼收并蓄的唐朝,孙思邈受儒、释、道思想影响颇深,集三家思想合和于一身,其著作中富含佛教、道教医理、医方,其中影响最大的是印度耆婆。耆婆是与佛教创始人释迦牟尼同时代的古代印度名医,《大方等大集经》卷九载有耆婆所说:"舍利弗,如耆婆医王常作是言:天下所有，无非是药。"对此，孙思邈极为肯定，并将此思想收录于《千金翼方·药名》。另外，《备急千金要方》卷十二"万病丸散"一节，引用了"耆婆万病丸"，还收录了不少域外的按摩法、导引法，共同作用、相互渗透，使得孙思邈及其《备急千金要方》备受海内外推崇。

二、《备急千金要方》食疗思想的海内外影响

陕西西安是古代丝绸之路的起点，"秦地无闲草"指的就是陕西秦岭山盛产中草药，这些中草药借由古丝绸之路传到西域各国，同样，汉代时期从西域各国输入我国大量药材，丰富了中药学内容。孙思邈在其著作《千金要方》中记载了不少丝绸之路沿线各国方药、草药交流以及各国不同的医药治疗手段，补前人本草之缺。

孙思邈药学思想中非常重要的组成部分就是其提出的"养生学说"，其故乡陕西铜川也因丰富的中医药养生文化资源而被誉为"一代药王故里，千年养生福地"。如今，铜川在发展中医药养生文化方面既有着悠久的历史优势，又有巨大的潜力，前景广阔。颇具陕西地方特色的"药王茶"，尤其能够体现陕西养生文化的独特性。"药王茶"取自秦岭独特的药材——华西银腊梅的叶和花，主要分布于秦岭主峰太白山之中，最早记载于《陕西草药》一书中。孙思邈在太白山中采药、修行、写书时发现一种野生茶，送给患者饮用后治好了不少人的疾病，因此得名为"药王茶"。像"药王茶"这样承载了历史悠久的文化，又兼具医药功能的养生产品，借助现代科技和旅游产业，必定可以更快更好地走出陕西，走向世界。

孙思邈的养生思想和食治方药在海内外产生了深远的影响。例如，唐代医药学家孟诜（621—713）曾是孙思邈的弟子，他不仅继承了

孙思邈《千金要方》在药物、食疗养生等方面的成就,还非常注重创新,著成我国历史上第一部食疗养生专著《补养方》,后经唐代后学张鼎又增补 89 种,合计共 227 条食疗条目,并更名为《食疗本草》,与孙思邈"食治篇"收录的 154 条食疗条目相比,《食疗本草》食疗条目更加全面,也有不少条目与"食治篇"中记载的功效有所出入,有些有所删减,有些则补充得更为详尽,为后世开展食疗养生研究留下了宝贵的财富。

又如北宋大才子苏轼(1037—1101)在其所作诗、词、文、赋等各类作品中多次引用孙思邈《千金方》提到的养生原则、食疗名物等。明朝王如锡辑录的《东坡养生集》全面、系统地反映了苏轼养生思想和实践,如《菜羹赋》为东坡先生煮蔓菁、芦菔、苦荠等菜而作,这些菜既可食用,又有食疗效果,看似平常的菜羹在大才子笔下写得生动诱人,甘之如饴。又如《桂酒颂》一文中,东坡先生先后引用《礼》《楚辞》《本草》,陶隐居和孙思邈的评价"久服,可行水上",说明食"桂"有"轻身之效"。再如《东坡羹颂》《猪肉颂》等流传甚广的文章都与食疗有关,至今"东坡肉"都极负盛名。

《宋史·艺文志》中记载"《苏沈良方》十五卷(沈括、苏轼所著)"。沈括(1031—1095)在序中说:"予所谓良方者,必目睹其验,始著于篇。"书中详细记载了多种食疗养生之法,引经据典众多,如多次引用《诗》《疏》《本草》《抱朴子》《齐民要术》《新修本草》《千金方》《千金翼方》等相关论述,也可见孙真人《千金方》对后世文人的影响。

再如《千金要方》传入朝鲜、日本之后,对两国医学研究的方方面面都产生了重要影响,其 30 卷"食治篇"中的方药,就有 8 种被《医心方》(日本现存最早的中医养生疗疾名典)引用,包括小麦、胡桃、乌芋、苋菜、鹿肉、猪肉、蓼、葫,并在其后标注"《千金方》云"字样。

　　孙思邈《千金要方·食治》不仅在当时产生了广泛的影响,而且在后来的医学史上也有着重要地位。他把饮食列为"养生十要"之一,提出了许多创新性的理念,为后来的医家提供了宝贵的经验和借鉴。《千金要方》和后来的《千金翼方》一道成为中医食疗理论的重要组成部分,对于推动中医食疗的发展和普及发挥了积极作用,对于当今社会仍有其现实关照意义和重要价值。

第三节

《备急千金要方》食疗名物译介实践

一、名物研究

名物研究是中国传统训诂学研究的重要组成部分。《周礼·天官》中记载"掌共六畜、六兽、六禽，辨其名物"。陆宗达、王宁在其著作《训诂与训诂学》中对"名物"进行了解释：所谓名物，一般是指草、木、鸟、兽、虫、鱼等自然界的生物的名称，后来扩展为车马、宫室、衣服、星宿、郡国、山川以及人的命名等领域。石雨(2014)在其博士论文中总结说："名，即名称；物，即具体事物，这种事物在颜色、形状、功能等方面具有自身特征。名物，即具有名称和自身特征的具体事物。"另据王强(2004)的研究认为："名物学研究主要是研究与探讨名物得名由来、异名别称、名实关系、客体渊源流变及其文化涵义之学问。"

中国古代典籍中存在大量的名物词，如《诗经》中就记载了上千条名物词，其中"植物178种，动物160种，其中50余种可供药用"。孔子也要求弟子"多识鸟兽草木之名"。可见名物词的研究自古以来都备受关注与重视。我国关于名物学的研究成果丰硕,广为人知的有《尔雅》《广雅》《说文解字》《释名》等,其中许多训诂著作都涉及本草名物训诂。明代李时珍的《本草纲目》堪称本草名物训诂集大成者,收录了1 892种药物,每种药物都在正名下有"释名"专项,专门用来解释本草的命名由来。近代王国维所著《〈尔雅〉草木虫鱼鸟兽名释例》中将名物的命名方式概括为地名、颜色、形状、功用等方式,为后人继续开展名物研究提供了重要的参照标准。

二、《千金要方》食疗名物分类研究

笔者在中国知网以"名物词"及"食疗名物词"两种检索词进行检索,结果发现与"名物词"相关的研究成果丰富,而"食疗名物词"的相关研究尚有待开展。学界对于《千金要方》名物词的研究成果也寥寥无几,仍需进一步开展较为全面的研究。

本章主要以《千金要方·食治》为研究对象,如前文所述,"食治篇"是现存最早的食疗专篇,包含序例第一、果实、菜蔬、谷米、鸟兽五个部分,其中果实名物词29条、菜蔬名物词58条、谷米名物词27条、鸟兽名物词40条,合计154条,其中有些名物词已经涵盖在《千金要方》之前的中医典籍中,如最早的本草类专著《神农本草经》《本草经集注》《名义别录》《新修本草》等,而有些名物词则是"药王"吸纳了外族外域药物,并受唐朝时期经济繁荣与佛、道文化影响,首次收录进《千金要方》,补前人本草著作之阙如。

结合前人研究基础,笔者认为,《千金要方》食疗名物词的研究属于本草名物词研究的部分,在开展研究时,遵循名物学研究的规律,探讨名物得名由来、异名别称、颜色、形状、功能等方面,并结合《千金要方》食疗名物词自身的创新特点,以钱超尘先生所编的《中华养生经典:千金方、千金翼方》中的正文为底本,按照以下五个方面进行分类,有些名物词在分类中也有所交叉,不完全限定于特定种类,仅作举例之用,着重开展其相应的译介实践。

(1) 同物异名、同名异物的食疗名物词;

(2) 吸收外族、外域的食疗名物词;

(3) 含种植、食用宜忌的食疗名物词;

(4) 含颜色的食疗名物词;

(5) 民间常用食疗名物词。

三、《千金要方》食疗名物译介实践

(一) 同物异名、同名异物的食疗名物词

1. 鸡头实(Jitoushi, grodaneuryale seed, Semen Euryales)

原文:

味甘,平,无毒。主湿痹,腰脊膝痛;补中,除暴疾,益精气,强志意,耳目聪明;久服轻身,不饥,耐老,神仙。

英译:

It tastes sweet. It is mild in property and non-toxic. It can treat dampness impediment, pain in lumbar spine and knees. It is also used to tonify the middle, eliminate violent diseases, replenish essence, strengthen memory, and sharpen one's vision and hearing. Long-term of taking it can lighten the body, endure starvation, prevent aging and prolong life like immortals.

注释:

(1)《食疗本草》中记载其名为"鸡头子",又名芡实。《神农本草经》中记载:一名雁头实。因其外形像鸡头,故得此名。

(2)《医心方》引作"与莲食合饵,令小儿不能长大,故知长服当驻其年耳"。

(3) 在《东坡养生集》中,苏东坡常提及"芡实",并用于养生。

2. 芰实(Jishi, water caltrop, Trapabispinosa)

原文:

味甘、辛,平,无毒。安中,补五脏,不饥,轻身。一名菱。黄帝云:七月勿食生菱芰,作蛲虫。

英译:

It tastes sweet and pungent. It is mild in property and non-toxic. It can calm the middle, replenish the five zang-organs, endure starvation and lighten the body. It is also named Ling. Huangdi once said that in the 7th lunar month, it is better not to take the fresh Lingji which may cause pinworms.

注释:

芰实,即菱实,俗称菱角。

3. 樱桃(Yingtao, cherry, Pruni Pseudocerasi Fructus)

原文:

味甘,平,涩。调中益气,可多食,令人好颜色,美志性。

英译:

It tastes sweet. It is mild and astringent in property. It can tonify the middle and replenish qi. It can be taken a lot which can luster complexion and invigorate spirit.

注释:

(1) 樱珠:即小颗樱桃。北宋陆佃所作训诂书《埤雅·释木》中言:"其颗大者或如弹丸,小者如珠玑,南人语其小者谓之樱珠。"《埤雅》计20卷,专门解释名物,以为《尔雅》的补充,所以称为《埤雅》。其书始于释鱼,继之以释鸟、释兽、释虫、释马、释草、释木,最后是释天。明人郎奎金曾集《尔雅》《小尔雅》《逸雅》《广雅》《埤雅》为《五雅》。

(2) 苏东坡曾作《老饕赋》,其中"烂樱珠之煎蜜,瀹杏酪之蒸羔"两句便提到了樱桃、杏酪和蒸熟的羊羔之美味。瀹(wěng)是用来形容水面沸腾翻涌、水汽弥漫的样子;杏酪指的是杏仁粥,这两句话的意思是:用蜜把小樱桃煎煮得酥烂,翻滚着热气的杏仁粥配上蒸熟的羊羔。苏轼用词之美兼食物之美味令人神往。

4. 苋菜实(Xiancaishi, purslane herb, Herba Portulacae)

原文:

味甘,寒,涩,无毒。主青盲,白翳,明目;除邪气;利大小便,去寒热,杀蛔虫。久服益气力,不饥,轻身。一名马苋,一名莫实,即马齿苋菜也。治反花疮。

英译:

It tastes sweet. It is cold and astringent in property, and non-toxic. It is used to treat Clear-eye Blindness, cataracts, and improve vision. Taking it can eliminate pathogenic qi, promote urination and defecation, and remove cold and heat and kill roundworms. Long-term of taking it can boost qi and strength, endure starvation, and lighten the body. It is also called Maxian, Moshi, namely Machixian. It can also treat cauliflower-like sore.

注释：

（1）苋菜实又名马苋、莫实，即民间常说的马齿苋。

（2）莫实：孙真人本作"英实"。

（3）反花疮为病名，即翻花疮。是指以生疮溃后，胬肉突出，其状如菌，破溃蚀烂，生长迅速，触之出血为主要表现的皮肤疾病。以其疮之呈翻花状者，故名。《诸病源候论》卷三十五："反花疮者，由风毒相搏所为，初生如饭粒，其头破则血出，便生恶肉，渐大有根，脓汁出，肉反散如花状，因名反花疮。凡诸恶疮，久不瘥者，亦恶肉反出，如反花形。"反花疮相当于西医的鳞状细胞癌。

（4）《食疗本草》马齿苋，以作对比参照：

延年益寿，明目。又，主马毒疮，以水煮，冷服一升，并涂疮上。患湿癣白秃，取马齿膏涂之。若烧灰敷之，亦良。作膏：主三十六种风，可取马齿（苋）一硕，水可二硕，蜡三两。煎之成膏。治疳痢及一切风，敷杖疮良。及煮一碗，和盐、醋等空腹食之，少时当出尽白虫矣。又可细切煮粥，止痢，治腹痛。

5. 小苋菜（Xiaoxiancai, amaranth, Aamranthi Caulis et Folium）

原文：

味甘，大寒，滑，无毒。可久食，益气力，除热。不可共鳖肉食，成鳖瘕；蕨菜亦成鳖瘕。

英译:

It tastes sweet. It is extremely cold and slippery in property, and non-toxic. It can be taken in a long-term for benefiting the strength and clearing heat. It should not be taken with the turtle flesh, otherwise it may lead to turtle fixed abdominal mass. It is also true if taken turtle with Juecai(fiddlehead, Pteridium aquilinum).

注释:

《食疗本草》中条目"苋(苋菜)"比较对照:

补气,除热。其子明目。九月霜后采之。叶:食亦动气,令人烦闷,冷中损腹。不可与鳖肉同食,生鳖症。又取鳖甲如豆片大者,以苋菜封裹之,置于土坑内,上以土盖之,一宿尽变成鳖儿也。又,五月五日采苋菜和马齿苋为末,等分,调与妊娠,服之易产。

6. 芜菁及芦菔菜(Wujing,turnip,Brassicae Rapae Tuber et Folium and Lufucai,Radish, Raphani Radix)

原文:

味苦,冷,涩,无毒。利五脏,轻身益气,宜久食。芜菁子:明目,九蒸曝,疗黄疸,利小便,久服神仙。根:主消风热毒肿。不可多食,令人气胀。

英译:

It tastes bitter. It is cold and astringent in property, and non-toxic. It can benefit the five zang-organs, lighten the body and boost qi. It can be taken for a long-term. Turnip seeds: They can improve vision, cure jaundice, and promote urination. After being steamed and exposed to the sun in turn for nine times, they can cure jaundice and promote urination. Long-term of consumption can prolong life like immortals. Root: It can dispel wind-heat and rubella. It should not be taken excessively, which can cause flatulence.

注释:

(1) 芜菁,俗称大头菜。《本草纲目》中【释名】蔓菁(《唐本》);九英菘(《食疗》);诸葛菜(《嘉话录》);葑(《诗经》);须,葑苁(《尔雅》);荛(《方言》);蔓菁(《礼·坊记》注);葑苁(《尔雅》孙炎注);葑(陆玑《诗疏》);九英蔓菁(《本草拾遗》);台菜(《埤雅》);鸡毛菜(《本草衍义》);大头菜、狗头芥(《医林纂要》)。

(2)《东坡养生集》中开篇收录了苏轼所作《菜羹赋并序》,引文如下:

"东坡先生居南山之下,服食器用,称家之有无。水陆之味,贫不能致,煮蔓菁、芦菔、苦荠而食之。其法不用醯酱,而有自然之味,盖易而可常享。乃为之赋。"其中的"蔓菁"即"芜菁",早在《尚书》《诗经》中就已经出现,《吕氏春秋》中称其为"菜之美肴"。

(3) 芦菔菜:即萝卜。苏轼不仅在《菜羹赋并序》中提到了芦菔,还专门写了一篇《偏头疼方》来说明萝卜的妙用:"裕陵传王荆公偏头疼方,云是禁中秘方:用生萝卜汁一蚬壳许,注鼻中,左痛注左,右痛注右,或两鼻皆注亦可。虽数十年患,皆一注而愈。荆公与仆言之,已愈数人矣。"据说该方子是皇帝亲传王安石的,后来《本草纲目》也将该方收录在[附方]中。

7. 荠菜(Jicai, shepherd's purse, Capsellae Bursa-Pastoris Herba)

原文:

味甘,温,涩,无毒。利肝气,和中,杀诸毒。其子主明目、目痛、泪出;其根主目涩痛。

英译:

It tastes sweet. It is warm and astringent in property, and non-toxic. It can benefit the liver, harmonize the middle, and neutralize all kinds of poisons. Its seeds can improve vision, cure eye ache and tearing. Its root is mainly used to treat dry eyes and eyes' pain.

注释:

(1) 荠菜在《本草纲目》中《释名》为护生草。[时珍曰]荠生济济,故谓之荠。释家取其茎作挑灯杖,可辟蚁、蛾,谓之护生草,云能护众生也。由此可见,荠菜不仅是菜,更具有极佳的药用。

(2) 据《诗》云"谁谓荼苦,其甘如荠"是也。在上文引用的《菜羹赋并序》中,苏轼虽言"苦荠",其味却甘,"其法不用醯酱,而有自然之味",从中也能体会到苏轼在遭遇"乌台诗案"后,被贬谪黄州,生活清苦,在黄州城东缓坡上得到一块地后,融入农耕,自号"东坡居士",并能自给自足,苦中作乐,品尝自然甘苦,将日常菜肴写得滋味非凡。其在《菜羹赋》结尾写道"窃比予于谁欤? 葛天氏之遗民",体现了他无忧无虑、泰然自得之心境。

8. 菘菜(Songcai, pakchoi, Brassicae Chinensis Herba)

原文:

味甘,温,涩,无毒。久食通利肠胃,除胸中烦,解消渴。本是蔓菁也,种之江南即化为菘,亦如枳橘,所生土地随变。

英译:

It tastes sweet. It is warm and astringent in property,

and non-toxic. Long-term of taking it can benefit the
intestines and stomach, relieve chest congestion, and treat
consumptive thirst. It is originally Manjing (turnip), but
when planted in the South of China, it turns into Songcai
(cabbage), just like citrus: when planted in the North, it is
called Zhi, while planted in the South, called Ju.

注释:

(1) 菘菜,又名白菜。

(2)《食疗本草》中记载:又,北无菘菜,南无芜菁。其蔓菁子,细;
菜子,粗也。

(3)《东坡养生集》中辑录的《东坡羹颂并引》,苏东坡将其所煮菜
羹命名为"东坡羹",其中必不可少的就是"菘":"东坡羹,盖东坡居士
所煮菜羹也。不用鱼肉五味,有自然之甘。其法以菘,若蔓菁、若芦菔、
若荠,皆揉洗数过,去辛苦汁……"意思是说:东坡羹,是东坡居士所煮
的菜羹。没有鱼肉以及各种调料,但有自然的甘甜。方法是把白菜、
大头菜、萝卜、荠菜都揉洗几次,这是为了去除其中的苦辛汁液。《东
坡羹颂》最后四句诗句,极具哲思意味:

> 甘苦常从极处回,咸酸未必是盐梅。

> 问师此个天真味,根上来么尘上来。

这四句诗展现出苏东坡对尘世一粥一饭的超脱,"甘到极处是苦,
苦到尽头是甘",体现出东坡先生对人生认知通达哲学之高,同时又令
人感知到了"天真"的自然滋味。

9. 芥菜(Jiecai, mustard leaf, Sinapis Folium)

原文:

味辛,温,无毒。归鼻,除肾邪;大破咳逆,下气;利九窍,明耳目,

安中;久食温中,又云寒中。其子:味辛,辛亦归鼻,有毒。主喉痹,去一切风毒肿。黄帝云:芥菜不可共兔肉食,成恶邪病。

英译:

It tastes pungent, warm in property and non-toxic. Its pungent taste attributes to nose and dispels kidney pathogenic factors. It can effectively treat cough and counterflow and lower qi. It can tonify nine orifices, sharpen ears and eyes and calm the middle. Long-term of taking it may warm the middle; another saying is that it may make the middle cold. Its seeds: pungent in taste which attributes to the nose, and toxic. They can treat throat impediment, and disperse the wind evil and rubella. Huangdi said: It should not be taken with rabbit meats, which may lead to evil diseases.

注释:

(1) 此处"芥菜"即《食疗》和《本草纲目》中收录的"芥":一年或二年生草本植物,种子黄色,味辛辣,磨成粉末,称为"芥末",可作调味品。

(2)《本草纲目》释名:[时珍曰]按王安石《字说》云:芥者,界也。发汗散气,界我者也。王祯《农书》云:其气味辛烈,菜中之介然者,食之有刚介之象,故字从介。[弘景曰]芥似菘而有毛,味辣,可生食及作菹。其子可以藏冬瓜。

(3) 注意区分"白芥"。《本草纲目》中【释名】胡芥(《蜀本草》)、蜀芥(《纲目》)[时珍曰]其种来自胡戎而盛于蜀,故名。

10. 荏子(Renzi, white perilla, Perillae Albae)

原文:

味辛,温,无毒。主咳逆,下气,温中,补髓。其叶:主调中,去臭气。九月采,阴干用之。油亦可作油衣。

英译:

It tastes pungent. It is warm in property and non-toxic. It can treat cough and counterflow and descend qi, warm the middle and replenish marrow. Its leaves can regulate the middle and disperse smell. It is usually collected in the 9th lunar month and used when dried in the shade. Its oil can also be used as oil coating.

注释:

据《食疗》:荏子又名"白苏",一年生草本植物,种子可榨油,亦可入药,有散寒解表、理气宽中之功效。

（二）吸收外域、外族的食疗名物词

1.槟榔（Binglang, areca seed, Semen Arecae）

原文:

味辛,温,涩,无毒。消谷逐水,除淡澼;杀三虫,去伏尸,治寸白。

英译:

It tastes pungent. It is warm and astringent in property, and non-toxic. It can aid digestion, eliminate water dampness, and eliminate fluid retention. It can kill three kinds of worms, eliminate Fushi worm and Cunbai worm.

注释:

（1）三虫:《病源》卷十八《三虫候》:"三虫者,长虫、赤虫、蛲虫也……长虫,蛔虫也。"

（2）槟榔来自中南半岛南部及南洋诸岛。

2. 蒲桃(Putao, fruit of European grape, Fructus Vitis Viniferae)

原文：

味甘、辛,平,无毒。主筋骨湿痹;益气,倍力,强志,令人肥健,耐饥,忍风寒;久食轻身不老,延年。治肠间水,调中。可作酒,常饮益人。逐水,利小便。

英译：

It tastes sweet and pungent, mild in property, and non-toxic. It can treat dampness impediment in sinews and bones; boost qi and strength, improve memory, promote weight gain and health, and improve one's endurance to hunger, cold and wind. Long-term consumption can help lighten the body, prevent aging and prolong life. It can also treat intestinal water retention and regulate the middle. It can be brewed into wine and consumed regularly can benefit one's health. It can also eliminate water retention and promote urination.

注释：

今葡萄,波斯语音译词,早期译作"蒲桃"。《医心方》引作"食之治肠间水"。

3. 安石榴(Anshiliu, pomegranate, Granati Fructus)

原文：

味甘、酸,涩,无毒。止咽燥渴。不可多食,损人肺。

英译：

It tastes sweet and sour. It is pungent in property and

non-toxic. It can relieve thirst and dryness in the throat. It should not be taken too much, otherwise it may do harm to the lungs.

注释：

安石榴即石榴。据晋朝张华所作《博物志》记载："汉张骞使西域，得涂林安石国榴种以归。"西晋陆机《与弟云书》中也曾记载："张骞为汉使外国十八年，得涂林。涂林，安石榴也。"

4. 胡桃（Hutao, walnut, Juglandis Semen）

原文：

味甘，冷，滑，无毒。不可多食，动痰饮，令人恶心，吐水，吐食。

英译：

It tastes sweet. It is cold and slippery in property, and non-toxic. Excessive consumption may lead to phlegm fluid retention and nausea with water and food vomiting.

注释：

（1）胡桃即今"核桃"。

（2）相传，胡桃是张骞出使西域时带入中国的。西晋张华《博物志》记载："张骞使西域还，乃得胡桃种。"

5. 胡瓜（Hugua, cucumber, Cucumeris Sativi Fructus）

原文：

味甘，寒，有毒。不可多食，动寒热，多疟病，积瘀血热。

英译：

It tastes sweet. It is cold in property, and toxic. Excessive consumption can cause cold and heat, malaria, and blood stasis and heat.

注释：

（1）胡瓜即黄瓜，李时珍在《本草纲目》中记载："（陈）藏器曰，北人避石勒讳，改呼黄瓜，至今因之。"陈藏器是唐代医学家，石勒是五胡十六国时期后赵的开国皇帝，故避讳"胡"字。

（2）黄瓜原产地为印度，也是由西汉时期张骞出使西域带回中原的。

6. 胡麻（Huma, seed of oriental sesame, Semen Sesami Nigrum）

原文：

味甘，平，无毒。主伤中虚羸，补五内，益气力，长肌肉，填髓脑，坚筋骨，疗金疮，止痛；及伤寒温疟、大吐下后虚热困乏。久服轻身不老，明耳目，耐寒暑，延年。作油微寒，主利大肠，产妇胞衣不落。生者摩疮肿，生秃发，去头面游风。一名巨胜，一名狗虱，一名方茎，一名鸿藏。叶名青蘘，主伤暑热；花主生秃发，七月采最上标头者，阴干用之。

英译：

Sesame seeds taste sweet with mild property and non-toxic. They can be used to treat weakness and malnutrition, nourish the five zang-organs, invigorate strength, promote muscle growth, fill the marrow and brain, strengthen the sinews and bones, heal wounds and relieve pain. They are also useful for patients after recovering from vomiting and diarrhea caused by cold damage or malaria, and suffering from exhaustion due to heat or cold. Long- term consumption can help one lighten the body and prevent aging, improve vision and hearing, increase one's endurance to cold and heat, and prolong life. Sesame oil has a slightly cold property and can promote bowel movements. It can also be used by women in labor to prevent retention of the placenta. Applying fresh sesame seeds on wounds, swelling or baldness can produce a therapeutic effect and promote hair growth. Sesame seeds are also known as Jusheng, Goushi, Fangjing and Hongcang. The leaves of sesame are called Qingrang, which can be used to alleviate the discomfort of summer heat. The sesame flowers are used to treat baldness and promote hair growth. The best time to harvest them is in the 7th lunar month and the best part to collect are their top flowers when they are fully grown. They can be used after dried in the shade.

注释：

（1）据《本草纲目》:胡麻油,即香油。

（2）胡麻,俗称为芝麻,但在《本草纲目》释名中提及"俗作芝麻,非"。[时珍曰]按沈存中《笔谈》云:胡麻即今油麻,更无他说。古者中国止有大麻,其实为蕡(fen)。汉使张骞始自大宛得油麻种来,故名胡麻,以别中国大麻也。

（3）[慎微曰]俗传胡麻须夫妇同种则茂盛。故《本事诗》云:"胡麻好种无人种,正是归时又不归。"

（4）苏东坡曾作《服胡麻赋》并叙,引文如下:

始余尝服茯苓,久之良有益也。梦道士谓余:"茯苓燥,当杂胡麻食之。"梦中问道士:"何者为胡麻？"道士言:"脂麻是也。"既而读《本草》云:"胡麻,一名狗虱,一名方茎,黑者为巨胜。其油正可作食。"则胡麻之为脂麻,信矣。又云:"性与茯苓相宜。"于是始异斯梦,方将以其说食之,而子由赋茯苓以示余。乃作《服胡麻赋》以答之。世间人闻服脂麻以致神仙,必大笑。求胡麻而不可得,则取山苗野草之实以当之,此古所谓"道在迩而求诸远"者欤?

从这段文字中不难看出苏东坡对胡麻的喜爱,与茯苓一起食用可以解茯苓之燥,并作赋令后人知。最后一句"道在迩而求诸远"从现实的饮食生活又升华至人生哲学,引人深思。

7. 葫(Hu, garlic, Allii Sativi Bulbus)

原文:

味辛,温,有毒。辛归五脏,散痈疽,治䘌疮,除风邪,杀蛊毒气,独子者最良。黄帝云:生葫合青鱼酢食之,令人腹内生疮,肠中肿,又成疝瘕。多食生葫行房,伤肝气,令人面无色。四月八月勿食葫,伤人神,损胆气,令人喘悸,胁肋气急,口味多爽。

英译:

It tastes pungent, warm in property and non-toxic. Its pungency attributes to the five zang-organs. It can disperse abscesses, treat Ni sores and disperse wind, kill worms and remove pathogenic qi. The garlic with a single-clove bulb has the best effect on treating the above diseases. Huangdi once said: Eating raw bottle gourd with green fish and vinegar causes sores to form inside the abdomen, swelling in the intestines, and may lead to Shanjia (hernias). Consuming raw bottle gourd excessively during sexual activity harms the liver qi, causing a pallid complexion. Do not eat bottle gourd in April and August, as it damages the spirit, impairs gallbladder qi, causes breathlessness and palpitations, and leads to urgency of breath in the ribs and flanks, with a taste that is overly refreshing.

注释:

(1) 大蒜原产亚洲西部或欧洲,世界上已有悠久的栽培历史。据汉代王逸所著的《正部》称:"张骞使还,始得大蒜、苜蓿。"也就是说,大蒜是张骞出使西域时才传入中国的。

(2)《尔雅翼》:蒜有大小,大蒜为葫,小蒜为蒜。

(3) 䘌(nì):①虮虫;②虫食病。例如,䘌齿:齿龈热毒或虫蚀所致之齿龈宣露坏烂之病。

8. 苜蓿(Muxu, Alfalfa, Medicago sativa Linn)

原文:

味苦,平,涩,无毒。安中,利人四体,可久食。

英译:

It tastes bitter. It is mild and astringent in property and non-toxic. It can calm the middle, benefit limbs, and can be taken for a long-term.

注释:

(1) 苜蓿也叫牧蓿、紫苜蓿、紫花苜蓿等。

(2) 原产西亚到地中海沿岸。司马迁《史记·大宛列传》:"宛左右以蒲陶为酒,富人藏酒至万余石,久者数十岁不败。俗嗜酒,马嗜苜蓿。"西晋张华《博物志》中记载:"张骞使西域还,得大蒜、安石榴、胡桃、蒲桃、胡葱、苜蓿等。"

(3) 陶弘景《名医别录》中记载:"长安中有苜蓿园,北人甚重之。

江南不甚食之，以无味故也。"

9. 白苣（Baiju, white lettuce, Lactucae Sativae Caulis et Folium）

原文：

野苣：味苦，平，无毒，久服轻身少睡，不可共蜜食之，作痔。白苣，味苦，平，无毒。益筋力。黄帝云：不可共酪食，必作虫。

英译：

It tastes bitter. It is mild in property, and non-toxic. Long-term of taking it can lighten the body and help reduce too much sleep. It should not be taken with honey as it may cause hemorrhoids. White lettuce has a bitter taste. It is mild in property, and non-toxic. It can enhance sinew strength. Huangdi cautioned against consuming it with cheese as it may cause worms.

注释：

（1）酪：孙真人本作"饴"。

（2）白苣：即俗称生菜，原产地地中海沿岸。

（3）《本草纲目》："白苣，处处有之。似莴苣而叶色白，折之有白汁。正、二月下种，四月开黄花如苦荬，结子亦同，八月、十月可再种。故谚云，生菜不离园。按《事类合璧》云，苣有数种，色白为白苣，色紫为紫苣，味苦者为苦苣。"

10. 石蜜（Shimi, Chinese honey bee, Apis）

原文：

味甘，平，微寒，无毒。主心腹邪气，惊痫痉，安五脏，治诸不足，益气补中；止腹痛；解诸药毒；除众病，和百药；养脾气；消心烦，食饮不下;止肠澼;去肌中疼痛;治口疮;明耳目。久服强志,轻身,不饥,耐老、延年、神仙。一名石饴,白如膏者良,是今诸山崖处蜜也。

英译:

It tastes sweet. It is mild and slightly cold in property, and non-toxic. It is used to treat abdominal pathogenic qi, seizures and tetany; it can calm the five zang-organs, eliminate various illnesses and boost qi, and tonify the middle. It can alleviate abdominal pain, counteract various drug poisons, and harmonize with other medicines. It can nourish the spleen qi, relieve restlessness and improve appetite. It can stop diarrhea, alleviate muscle pain, treat mouth sores, and enhance vision and hearing. Long-term consumption can strengthen memory, lighten the body, prevent hunger, withstand aging, and extend lifespan like immortals. It is also called stone honey, and the white and pasty kind is the best which can be found on rocks in the mountains.

注释:

《唐本草》记载"石蜜出益州、西域"。石蜜又称为"西极石密"或"西国石密",来自古印度,通过丝绸之路传入中国和世界各地。

(三) 含种植、食用宜忌的食疗名物词

1. 枸杞叶(Gouqiye, leaves of barbary wolfberry, Fructus Lycii)

原文:

味苦,平,涩,无毒。补虚羸,益精髓。谚云:去家千里勿食萝摩、枸杞。此则言强阳道、资阴气速疾也。

译文：

Gouqi leaves have a bitter taste. They are mild and astringent in property and non-toxic. They can cure the deficiency and weakness of the body, and benefit the essence. It is said that one should not take Luomo and Gouqi when going afar. This refers to the idea that they can enhance yangdao (male sexual function) and the rapid replenishment of yinqi.

注释：

(1) 李时珍《本草纲目》记载："春采枸杞叶，名天精草；夏采花，名长生草；秋采子，名枸杞子；冬采根，名地骨皮。"

(2) 枸杞全身都是宝，苏轼曾作赋《枸杞》，引文如下：

> 神药不自閟，罗生满山泽。
>
> 日有牛羊忧，岁有野火厄。
>
> 越俗不好事，过眼等茨棘。
>
> 青荑春自长，绛珠烂莫摘。
>
> 短篱护新植，紫笋生卧节。
>
> 根茎与花实，收拾无弃物。
>
> 大将玄吾鬓，小则饷我客。
>
> 似闻朱明洞，中有千岁质。
>
> 灵庞或夜吠，可见不可索。
>
> 仙人倘许我，借杖扶衰疾。

2. 萝摩 (Luomo, metaplexis, Metaplexis japonica)

原文：

萝摩，味甘，平。一名苦丸。无毒。其叶厚大，作藤，生摘之，有白汁出。人家多种,亦可生啖,亦可蒸煮食之。补益与枸杞叶同。

英译:

It tastes sweet. It is mild in property, and also named Kuwan (bitter pill). It is non-toxic. Its leaves are thick and large, growing on vines, with white juice that exudes when they are picked. It is commonly grown in households and be consumed raw or steamed. It has a strengthening effect similar to wolfberry leaves.

注释:

别名:芄兰(《诗经》);萝(《尔雅》);雀瓢(陆玑《诗疏》);苦丸(陶弘景);白环藤、熏桑、鸡肠(《本草拾遗》);羊角菜、羊奶科、细丝藤、过路黄、合钵儿、婆婆针扎儿(《救荒本草》);婆婆针袋儿(《袖珍方》);羊婆奶、婆婆针线包(《本草纲目》);奶浆藤、奶浆草(《民间常用草药汇编》)。

3. 薤(Xie, Chinese Chive, Allii Macrostemonis Bulbus)

原文:

味苦、辛,温,滑,无毒。宜心,辛归骨。主金疮疮败,能生肌肉。轻身不饥,耐老。菜芝也。除寒热,去水气,温中,散结气;利产妇病人。诸疮中风寒水肿,生捣敷之。鲠骨在咽不下者,食之则去。黄帝云:薤不可共牛肉作羹食之,成瘕疾。韭亦然。十月、十一月、十二月,勿食生薤,令人多涕唾。

英译:

It tastes bitter and pungent. It is warm and slippery in property, and non-toxic. It is beneficial to the heart and its pungency attributes to the bones. It is used to treat open sores and muscle injuries. It can also help gain muscles, lighten the body, prevent hunger, and resist aging. It is also named Caizhi. It is often used to eliminate cold and dampness, relieve water stagnation, warm the middle, and disperses stagnation, and is beneficial for women in labor. It can be applied as a poultice for various wounds, including those caused by wind, cold, and water retention. It is recommended for those with bone obstructions in the throat, and its consumption can alleviate such conditions. Huangdi said that it should not be consumed with beef, as it may lead to the formation of abdominal masses and is also true if taken beef with Jiu (Chinese leek, Allium Tuberosum Rottler). It should not be consumed raw in the 10th, 11th and 12th lunar month as it may cause excessive nasal discharge and salivation.

注释：

该条详细介绍了薤的饮食宜、忌,食用方法以及不能食用的具体时间。

4. 茗叶(Mingye, tea, Thea)

原文：

味苦、咸、酸,冷,无毒。可久食,令人有力,悦志,微动气。黄帝云：不可共韭食,令人身重。

英译：

It tastes bitter, salty, and sour. It is cold in property, and non-toxic. It can be taken for a long term and make one feel energetic, uplift the spirit, and stimulate a gentle flow of qi. Huangdi said that it should not be taken with Jiu (Chinese leek, Allium Tuberosum Rottler) which can lead to body heaviness.

注释：

苏东坡曾作《漱茶》："除烦去腻,世不可阙茶,然暗中损人,殆不少。昔人云：'自茗饮盛后,人多患气,不复病黄,虽损益相半,而消阳助阴,益不偿损也。'吾有一法,每食已,辄以浓茶漱口,烦腻既去,而脾胃不知。凡肉之在齿间者,得茶浸漱之,乃消缩,不觉脱去,不烦挑刺也。而齿便漱濯,缘此渐坚密,蠹病自己。然率皆用中下茶,其上者亦不常有,间数日一啜,亦不为害也。此大是有理,而人罕知者,故详述云。元祐六年八月十三日。"

苏轼为人慷慨,他担心"人罕知",用文字记录、分享了自己对于祛除饮茶副作用的方法,即以浓茶漱口,可以祛除烦腻而不伤脾胃;更能清洁牙齿,保持牙齿健康,蠹病自己就能痊愈;喝茶时间最好间隔数日喝一次上等茶,也不会对身体造成损害。

5. 蜀椒(Shujiao, fruit of Sichuan red pepper, Fructus Capsici Frutescentis Sichuan Xanthoxylum Piperitum)

原文：

味辛,大热,有毒。主邪气,温中下气,留饮宿食,能使痛者痒,痒者痛。久食令人乏气,失明。主咳逆;逐皮肤中寒冷;去死肌、湿痹痛、心下冷气;除五脏六腑寒,百骨节中积冷,温疟,大风汗自出者;止下利,散风邪。合口者害人,其中黑子有小毒,下水。仲景云：熬用之。黄帝云：十月勿食椒,损人心,伤血脉。

英译：

It tastes pungent. It is extremely hot in property, and toxic. It can treat evil qi, warm the middle and lower qi, relieve food retention and stagnant fluid. It can also cause itching who suffer pains and vice versa. Long-term of taking it can cause one to lose energy and vision. It can treat coughing or counterflow, dispel cold and dampness in the skin, remove dead tissue, relieve pain in damp joints, relieve cold air in the stomach, and dispel cold in the five zang-organs and six fu-organs. It can remove accumulated coldness in the joints and bones, treat malaria and induce sweating in case of strong wind. Stop diarrhea while dispersing wind evils. The closed ones are harmful with small toxic components in the black seeds that may cause diarrhea. According to Zhang Zhongjing, it should be stewed for use. Huangdi advised against consuming it in the 10th lunar month, as it can harm the heart and blood vessels.

注释：

因出武都及巴郡，又名巴椒、川椒。

6. 生姜（Shengjiang, rhizome of common ginger, Rhizoma Zingiberis Recens）

原文：

味辛，微温，无毒。辛归五脏，主伤寒头痛，去痰下气，通汗，除鼻中塞，咳逆上气，止呕吐，去胸膈上臭气，通神明。黄帝云：八月、九月勿食姜,伤人神,损寿。胡居士云:姜杀腹内长虫,久服令人少志、少智,伤心性。

英译:

It tastes pungent. It is slightly warm in property and non-toxic. Its pungency attributes to the five zang-organs. It is used to treat headaches, dispel phlegm, lower qi, and induce sweating. It can eliminate nasal congestion, relieve cough and counterflow and qi ascending. It can stop vomiting, remove odors in the upper chest and invigorate spirit. Huangdi mentioned that: do not take it in the 8th or 9th lunar month due to its harm to one's spirit and longevity. According to Hu Jushi (hermit Hu), long-term of taking ginger can kill intestinal worms, but it may also do harm to one's memory or intelligence, and emotional well-being.

注释:

(1)《论语·乡党》中记录孔子曾云:"不撤姜食,不多食。"意思是饮食中不能缺少姜,但也不宜多吃姜,原因是多吃生姜容易损伤智力。

(2)《本草纲目》:"生姜多食损智。"

(3) 东坡先生曾在其文章《姜粥》中嘲笑王安石,引文如下:"王介甫多思而喜凿,时出一新说,已而悟其非也,则又出一言解释之,是以其学多说。尝与刘贡父食,辍箸而问曰:'孔子不撤姜食,何也?'贡父曰:'《本草》:生姜多食损智。道非明之,将以愚之。孔子以道教人者也,故不撤姜食,将以愚之也。'介甫欣然而笑,久之,乃悟其戏己也。贡父虽戏言,然王氏之学,实大类此。庚辰二月十一日,食姜粥,甚美,叹曰:'无怪吾愚,吾食姜多矣。'因并贡父之言记之,以为后世君子一笑。"

(4) 胡居士:胡洽,又名胡道洽,南北朝时期的通医道士。著有《胡洽百病方》二卷(一说三卷),已佚。

7. 芸薹(Yuntai, oil rape, Brassicae Oleiferae Caulis et Folium)

原文:

味辛,寒,无毒。主腰脚痹。若旧患腰脚痛者,不可食,必加剧。又治油肿丹毒。益胡臭,解禁咒之辈。出《五明经》。其子:主梦中泄精,与鬼交者。胡居士云:世人呼为寒菜,甚辣。狐臭人食之,病加剧。陇西氐羌中多种食之。

英译:

It tastes pungent. It is cold in property, and non-toxic. It is used to treat impediment in the waist and feet. However, if people have chronic pain in these areas, they should avoid taking it, as it may worsen the condition. It can also treat swelling and abscesses. It can worsen the condition of body odor and relieves spells. This information is from the *Wu Ming Jing*. Its seeds are used to treat nocturnal emissions and wet dream. Hermit Hu mentioned that although it is commonly referred to as "cold vegetables" by people, it is actually very spicy. If someone with a strong body odor takes it, the condition may be worsened. It is frequently consumed in the regions inhabited by the Di and Qiang peoples in Longxi.

注释:

(1) 芸薹:别名油菜。

(2) 丹毒:西医对应的术语为 Erysipelas。

8. 薏苡仁(Yiyiren, coix, Semen Coicis)

原文:

味甘,温,无毒。主筋拘挛,不可屈伸,久风湿痹下气。久服轻身益力。其生根下三虫。名医云:薏苡仁除筋骨中邪气不仁,利肠胃,消水肿,令人能食。一名籋,一名感米,蜀人多种食之。

英译:

It tastes sweet. It is mild in property and non-toxic. It treats tendon spasms, joint stiffness, and difficulty in bending or stretching as well as chronic wind-damp impediment and lower qi. Long-term of taking it can lighten the body and improve strength. Its raw roots can expel three kinds of worms. There is a saying in *famous Physicians* that it can eliminate pathogenic qi in the bones and tendons, promote bowel and stomach movements, reduce edema, and enhance appetite. It is also called Gan and Ganmi. It is commonly cultivated and consumed by the people in Sichuan Province.

注释:

(1)《食疗本草》薏苡仁:性平。去干、湿脚气,大验。

(2) 名医:中医典籍著作书名《名义别录》(*Famous Physicians*)的简称,不是现代意义上字面理解的“知名医生”之义。

9. 酒(Jiu, liquor, Vinum seu Spiritus)

原文:

味苦、甘、辛,大热,有毒。行药势,杀百邪、恶气。黄帝云:暴下后饮酒者,膈上变为伏热;食生菜饮酒,莫炙腹,令人肠结。扁鹊云:久饮酒者,腐肠烂胃,溃髓蒸筋,伤神损寿;醉当风卧,以扇自扇,成恶风;醉以冷水洗浴,成疼痹;大醉汗出,当以粉粉身,令其自干,发成风痹。常日未没食讫,即莫饮酒,终身不干呕;饱食讫,多饮水及酒,成痞僻。

英译:

It tastes bitter, sweet, and pungent. It is extremely hot in property, and toxic. It can be used to stimulate the efficacy of drugs, and kill kinds of evil qi and harmful qi. Huangdi stated that if someone consumes liquor after experiencing diarrhea, it can create internal heat above the diaphragm. When consuming raw vegetables together, avoid roasting the abdomen, otherwise it may lead to intestinal obstruction. Bianque warned that long-term consumption of liquor may lead to intestinal rot, stomach ulcers, steaming marrow, tendon atrophy, and do harm to the spirit and lifespan. Sleeping outdoors in the wind while intoxicated can result in the development of evil winds. Bathing with cold water while intoxicated can lead to pain and numbness. Sweating heavily after excessive drinking, one should be applied powder to dry the body; otherwise it may lead to the development of wind-cold impediment. It is advisable to finish having dinners before the sunset in a day and do not take liquor after that which helps to avoid lifelong nausea. Conversely, drinking excessive water or liquor after a full meal can result in abdominal distension.

注释:

《本草纲目》记载了孙思邈的蜜酒方:"用沙蜜一斤,糯饭一升,麦5两,热水五升,同入瓶内,封七日成酒,寻常以蜜入酒代之亦良。"

10. 盐(Yan, salt, Sal)

原文:

味咸,温,无毒。杀鬼蛊、邪注、毒气、下部䘌疮;伤寒寒热;能吐胸中痰,止心腹卒痛;坚肌骨。不可多食,伤肺喜咳,令人肤色黑,损筋力。扁鹊云:盐能除一切大风疾痛者,炒熨之。黄帝云:食甜粥竟,食盐即吐,或成霍乱。

英译:

It tastes salty. It is warm in property, and non-toxic. It can kill Guigu, pathogen diffusing into channel,toxic qi, and relieve lower body sores. It can also treat cold and heat in febrile diseases, expel phlegm in the chest, relieve sudden pain in the chest and abdomen, and strengthen muscles and bones. It should not be consumed in excess because excessive consumption can do harm to the lungs and cause coughing, darken the skin, and weaken tendons and muscles. Bianque said that salt can relieve all kinds of severe wind-induced diseases and pain by roasting. Huangdi stated that consuming salt immediately after taking sweet porridge can induce vomiting, and may even cause cholera.

注释:

邪注:指的是邪气流注经络。

(四) 含颜色(白、黄、赤、青、黑)的食疗名物词五色词

1. 白蒿(Baihao, sievers wormwood herb, Herba Artemisiae Scopariae)

原文:

味苦、辛,平,无毒。养五脏,补中益气,长毛发。久食不死,白兔食之仙。

英译:

It tastes bitter and pungent, mild in property and non-toxic. It can nourish the five-zang organs, tonify the middle and boost qi, and promote hair growth. Long-term of taking it can extend lifespan. The white rabbits may live longer like immortals after eating it.

注释:

(1) 白兔食之仙,意思是指传说白兔吃了白蒿后成了仙。

(2)《食疗本草》中收录了青蒿。《千金要方·食治》收录了茼蒿:味辛,平,无毒。安心气,养脾胃,消痰饮,至今依然是百姓餐桌上的一道美味。

2. 白粱米(Bailiangmi, white millet, Setariae Albae Semen)

原文:

味甘,微寒,无毒。除热,益气。

英译:

It tastes sweet. It is slightly cold in property and non-toxic. It can remove heat and nourish qi.

注释:

除白粱米外,《千金要方·食治》中还收录有青粱米、黄粱米。

3. 大豆黄卷(Dadou Huangjuan, soybean sprout, Semen Glycines Soccus)

原文：

味甘,平,无毒。主久风湿痹筋挛膝痛;除五脏、胃气结积,益气,止毒;去黑痣、面䵟,润泽皮毛。宜肾。生大豆:味甘,平,冷,无毒。生捣,淳醋和涂之,治一切毒肿,并止痛。煮汁冷服之,杀鬼毒,逐水胀,除胃中热,却风痹、伤中、淋露,下瘀血,散五脏结积内寒,杀乌头三建,解百药毒;不可久服,令人身重。其熬屑:味甘,温,平,无毒。主胃中热,去身肿,除痹,消谷,止腹胀。九月采。黄帝云:服大豆屑忌食猪肉。炒豆不得与一岁以上、十岁以下小儿食,食竟啖猪肉,必拥气死。

英译：

It tastes sweet. It is mild in property and non-toxic. It is used to treat chronic wind-damp impediment, tendon spasms and knees pain, eliminate qi stagnation in the five zang-organs, boost qi and eliminate toxins, remove black moles and black qi from the face, nourish hair, and benefit the kidneys. Raw soybean (Dadou, soybean, Sojae Semen) tastes sweet. It is mild and cold in property, and non-toxic. When crushed and mixed with pure vinegar, soybeans can be applied topically to treat various toxic swellings and relieve pain. Taking the boiled juice after cooling can eliminate unnamed swelling, dispel edema, reduce stomach heat, alleviate wind-impediment, treat the damage to the middle, strangury diseases and lochia and urine with blood. It is effective in dispersing accumulations

of cold in the five zang-organs, kill the toxin of Sanjian,
namely, Wutou (root of Szechwan aconita, Radix Aconiti),
Tianxiong (slender root of Common Monkshood, Aconitum
carmichaeli Debx) and Fuzi (aconite, Radix Aconiti
Praeparata) and detoxicate various drugs. It should not be
consumed for a long-term which leads to body heaviness.
Its flake takes sweet. It is warm and mild in property and
non-toxic. It is used to treat stomach heat and swollen
body, eliminate impediment, benefit digestion and cure the
abdominal distention. It is usually collected in September.
Huangdi said: the flake of black soy should be avoided
to take with pork. Less than 10-year-old Children should
not take fried beans. If they take pork immediately after
taking fried beans, they will be most likely to die due to the
congestion of qi.

注释：

（1）"食治篇"中，生大豆也归在大豆黄卷条；另还收录了赤小豆、
青小豆等。我国传统饮食讲究"五谷宜为养，失豆则不良"。

（2）《食疗本草》将生大豆、大豆卷等均归为"大豆"条。

（3）面黔 gǎn：《广韵》与皯同。面黑。《集韵》面黑气。

（4）鬼毒，迷信者称无名肿毒。可参考《本草纲目·木部·卫矛》：
"[主治]女子崩中下血，腹满汗出，除邪，杀鬼毒蛊疰。"

（5）三建：中药附子、天雄、乌头的合称。《宋书·谢灵运传》："二冬
并称而殊性，三建异形而同出。"原注："三建者，附子、天雄、乌头。"《本
草纲目·草部·天雄》[集解]引陶弘景曰："天雄似附子，细而长，乃至

三四寸许。此与乌头、附子三种,本出建平,故谓之三建。"

(6) 苏东坡曾作《豆粥》,原文如下:

君不见滹沱流澌车折轴,公孙仓皇奉豆粥。

湿薪破灶自燎衣,饥寒顿解刘文叔。

又不见金谷敲冰草木春,帐下烹煎皆美人。

萍齑豆粥不传法,咄嗟而办石季伦。

干戈未解身如寄,声色相缠心已醉。

身心颠倒自不知,更识人间有真味。

岂如江头千顷雪色芦,茅檐出没晨烟孤。

地碓舂秔光似玉,沙瓶煮豆软如酥。

我老此身无着处,卖书来问东家住。

卧听鸡鸣粥熟时,蓬头曳履君家去。

苏轼在描述豆粥时,借古喻今,引用了历史上的典故:光武帝刘秀喝了豆粥饥寒顿解;富豪石崇杀掉了泄露豆粥制作秘密的人,衬托出"飞入寻常百姓家"的"豆粥"真味十足。特别是最后一句"卧听鸡鸣粥熟时,蓬头曳履君家去",生动地写出了东坡先生虽在困境,但仍怡然恬淡的生活哲学。

4. 黄雌鸡肉(Huangcijirou, yellow hen meat, Gallus)

原文:

味酸、咸,平,无毒。主伤中,消渴;小便数而不禁,肠澼泄利;补益五脏绝伤五劳,益气力。

英译:

It tastes sour and salty. It is mild in property and non-toxic. It is used to treat the damage to the middle and alleviate thirst, frequent urination and incontinence of urine, water aggregation and diarrhea. It can tonify the five zang-organs, withstand the five exertions, and supplement strength.

注释：

除黄雌鸡肉外，《千金要方·食治》还收录有黑雌鸡肉、丹雄鸡肉、白雄鸡肉、鸡子黄、鸡子白等，其功用也有所不同，雌鸡尤其黑雌鸡肉，有安胎之效。

5. 赤小豆（Chixiaodou, rice bean, Semen Phaseoli）

原文：

味甘、咸，平，冷，无毒。下水肿，排脓血。一名赤豆。不可久服，令人枯燥。

英译：

It tastes sweet and salty. It is mild and cold in property, and non-toxic. It is used to treat edema, and clear pus and blood. It is also named Chidou (red bean). It should not be consumed in a long-term as it may lead to dryness.

注释：

在《食疗本草》中，还收录了"与鲤鱼烂煮食之，甚治脚气及大腹水肿"等其他食疗功效。

6. 丹黍米（Danshumi, broomcorn millet with red shells, Panici Miliacei）

原文：

味苦，微温，无毒。主咳逆上气，霍乱，止泄利，除热，去烦渴。

英译：

It tastes bitter. It is slightly warm in property and

non-toxic. It is used to treat cough and counterflow of qi，cholera，stop diarrhea，clear heat，and relieve irritability and thirst.

注释：

"丹"和"赤"所代表的颜色都是"红色"，如在病证名的翻译时所举例子：小儿丹毒，即赤游肿。

7. 青小豆（Qingxiaodou，mung bean，Vigna Radiata）

原文：

味甘、咸，温，平，涩，无毒。主寒热，热中，消渴；止泻利，利小便，除吐逆、卒澼下、腹胀满。一名麻累，一名胡豆。黄帝云：青小豆合鲤鱼鲊食之，令人肝至，五年成干痟病。

英译：

It tastes sweet and salty，warm，mild and pungent in property，and non-toxic. It is used to treat cold and heat，relieve heat in the middle and diabetes，stop diarrhea and stimulate urination; alleviate vomiting，diaper rash，and abdominal distension. Also known as Malei or Hudou. Huangdi once said that consuming it along with salted carp may lead to liver diseases，causing Ganxiao disease within five years.

注释：

(1)《食疗本草》中"青小豆"即绿豆，古书将此与绿豆分作二物。

(2) 鲊(zhǎ)：①盐腌的鱼(salted fish)。如：肥鲊(大而厚实的咸鱼)；鲊脯(盐腌的鱼干)；鲊酱(鲊醢，鱼酱)；鲊羹(用腌鱼做的汤)。②泛指盐腌食品(salted food)。如：鲊瓮(盐腌食品用的陶瓮)；鲊菜(盐腌的鱼肉蔬菜)。

(3) 肝至:根据钱超尘底本所加注释:孙真人本、元刻本、道藏本、四库本、后藤本并作"肝黄"。山田业广曰:"嘉靖本、万历本作'眼黄'。"

(4) 据赵雅琛,张承坤,沈澍农在其文章《敦煌文献中"干瘠"病考》中所作考证:干瘠不是消渴,干瘠实为干屑。

8. 青粱米(Qingliangmi, green millet, Setariae Cyaneae Semen)

原文:

味甘,微寒,无毒。主胃痹,热中;除消渴,止泻利,利小便;益气力,补中,轻身,长年。

英译:

It tastes sweet. It is slightly cold in property, and non-toxic. It is used to treat stomach impediment and relieve heat in the middle, eliminate thirst, stop diarrhea, promote normal urination; boost qi and nourish the middle, lighten the body and promote longevity.

注释:

(1) 英译含颜色的食疗名物词时,并非所有颜色词都对应译出,如青小豆英译为 mung bean,而赤小豆则英译为 rice bean。有些则需要按对应的颜色译出,如白粱米英译为 white millet,并无争议;而中医与"青"有关的术语英译时,有的译者译为 blue,有的译者则译为 green,也有译者将"青"译为 green-blue 或 blue-green,或 dark green,需要根据具体情况做具体翻译。如在"青粱米"这一食疗名物词中,笔者认为应该译为"green"。根据本章第一节中所述,孙思邈引用《黄帝内经》"五色对五脏"理论来说明食物对于身体的疗愈功能,正如《五味篇》中所言:五色,黄色宜肝,青色宜酸,黑色宜咸,赤色宜苦,白色宜辛。此时"青"色指的是绿色的食物,而非蓝色,所以译为green 比 blue 更恰当一些。

(2)"食治篇"中收录了不同种类的米,有粱米、粟米(今指小米)、陈粟米、丹黍米、白黍米、陈廪米、蘖米、秫米、稷米、粳米、糯米等。

9. **乌雄鸡肉**(Wuxiongjirou, Black rooster meat, Gallus Masculinus)

原文:

味甘,温,无毒。补中,止心痛。

英译:

It tastes sweet. It is warm in property and non-toxic. It is used to tonify the middle and relieve heart pain.

10. **黑雌鸡肉**(Heicijirou, Black hen meat, Gallina)

原文:

味甘,平,无毒。除风寒湿痹,五缓六急,安胎。

英译:

It tastes sweet. It is mild in property and non-toxic. It is used to treat wind-cold dampness impediment, five kinds of retardations and six kinds of extreme syndromes, and prevent miscarriage.

注释:

(1)五缓六急:即风寒痹。"弛纵曰缓,拘挛曰急,皆不和之意,五脏不和而弛纵,六腑不和而拘挛,是为六急。五缓六急,乃风寒湿之痹证,故曰风寒痹也。"——《本草崇原》卷上·干漆

(2)《食疗本草》中名为"乌雌鸡":温,味酸,无毒。主除风寒湿痹,

治反胃、安胎及腹痛，蹉折骨疼，乳痈。

（五）民间常用食疗名物词

1. 大麦（Damai, barley, Hordei Fructus）

原文：

味咸，微寒，滑，无毒。宜心，主消渴，除热。久食令人多力，健行。作糵，温，消食和中。热末令赤黑，捣作麸，止泻利；和清醋浆服之，日三夜一服。

英译：

It tastes salty. It is slightly cold and slippery in property, and non-toxic. It is beneficial for the heart and used to eliminate thirst and clear heat from the body. Long-term consumption can improve physical strength and make people walk vigorously. It can be made into barley malt, which is warm in property, helps digestion and harmonizes the middle. When heated till black, and then pounded into bran, it can stop diarrhea. Take it with vinegar syrup three times during the day and once at night.

注释：

糵（niè）：生芽的米；酿酒的曲。

2. 小麦（Xiaomai, wheat, Tritici Semen）

原文：

味甘，微寒，无毒。养肝气，去客热，止烦渴咽燥，利小便，止漏血唾血；令女人孕必得。易作曲，六月作者温，无毒，主小儿痫；食不消，下五痔虫，平胃气，消谷，止利；作面：温，无毒，不能消热止烦。不可多食，长宿癖，加客气，难治。

英译:

It tastes sweet. It is slightly cold in property, and non-toxic. It can nourish liver qi, relieve pathogenic heat, alleviate restlessness, thirst, and throat dryness, promote urination, and stop bleeding and spitting of blood. Taking it can do good to women with pregnancy. It can be easily made into Qu (yeast, Materia Medica Qu) with warm property and no poison when made in the 6th lunar month and can be used to treat child convulsions, food retention, dispel Wuzhichong (intestinal worms), regulate stomach qi, aid digestion, and stop diarrhea. It can also be made into flour which is warm in property and non-toxic, but it cannot clear heat or relieve restlessness. However, excessive consumption can lead to chronic swelling and mass, and pathogenic qi which is difficulty in treatment.

注释:

(1)《食疗本草》中将"曲"列在小麦、大麦条之后:

1)味甘,大暖。疗藏腑中风气,调中下气,开胃消宿食。主霍乱,心膈气,痰逆。除烦,破结及补虚,去冷气,除肠胃中塞、不下食。令人有颜色。六月作者良,陈久者入药。用之当炒令香。

2)六畜食米胀欲死者,煮曲汁灌之。立消。落胎,并下鬼胎。

3)又,神曲,使,无毒。能化水谷,宿食,症气。健脾暖胃。

(2)《千金方·卷二十三·五痔第三》论曰:夫五痔者,一曰牡痔,二曰牝痔,三曰脉痔,四曰肠痔,五曰血痔。

3. 醋（Cu, vinegar, Acetum）

原文：

味酸,温,涩,无毒。消痈肿,散水气,杀邪毒,血运。扁鹊云:多食卒,损人骨。能理诸药,消毒。

英译：

It tastes sour. It is warm and astringent in property, and non-toxic. It is used to dissipate abscesses, disperse water retention, eliminate pathogenic factors, and promote blood circulation. According to Bianque, excessive consumption of it can lead to death and do harm to the bones. It can be used to harmonize and detoxicate various drugs.

4. 牛乳汁（Niuruzhi, cow milk, Bovis Lac）

原文：

味甘,微寒,无毒。补虚赢,止渴。入生姜、葱白,止小儿吐乳。补劳。

英译：

It tastes sweet. It is slightly cold in property, and non-toxic. It can nourish the deficiency of body and alleviate thirst. It can be used with ginger and white scallions to treat children who vomit milk. It is also used to relieve exertion.

5. 羊乳汁（Yangruzhi, goat's milk, Caprae seu Ovis Lac）

原文：

味甘,微温,无毒。补寒冷、虚乏、少血色。令人热中。

英译：

It tastes sweet. It is slightly warm in property, and non-toxic. It can nourish people who feel cold and weak and have a pale complexion due to a deficiency of blood or energy. It may accumulate excessive heat in the body.

6. 马牛羊酪(Lao, cheese, Ceseus)

原文:

味甘,酸,微寒,无毒。补肺脏,利大肠。黄帝云:食甜酪竟,即食大醋者,变作血瘕及尿血。华佗云:马牛羊酪,蚰蜒入耳者,灌之即出。

英译:

It tastes sweet and sour. It is slightly cold in property, and non-toxic. It can nourish the lungs and promote bowel movements. Huangdi warned that taking vinegar after taking sweet cheese immediately can lead to blood stasis and blood in the urine. Huatuo stated that if an earwig burrows into the ear, drop cheese into the ear and it can slip out.

7. 沙牛及白羊酥(Su, butter, Bovis seu Ovis Butyrum)

原文:

味甘,微寒,无毒。除胸中客气,利大小肠,治口疮。

英译:

It is sweet. It is slightly cold and non-toxic. It is used to dispel pathogenic qi in the chest, benefit the small and large intestines, and treat mouth sores.

8. 醍醐(Tihu, butter oil, Bovis Butyri Oleum)

原文:

味甘,平,无毒。补虚,去诸风痹,百炼乃佳。甚去月蚀疮。添髓,补中,填骨,久服增年。

英译：

It tastes sweet. It is mild in property, and non-toxic. It can cure deficiency, alleviate various wind-impediment diseases, and is best used after being refined through multiple processes. It is highly effective in treating lunar eclipse sores. It can enhance the bone marrow, nourish the middle, fill up the bones, and long-term taking of it contributes to longevity.

9. 猪肉（Zhurou, pork, Suis Caro）

原文：

味苦，微寒，宜肾，有小毒。补肾气虚弱，不可久食，令人少子精，发宿病，弱筋骨，闭血脉，虚人肌。有金疮者，食之疮尤甚。

英译：

It tastes bitter. It is slightly cold in property. It is beneficial for the kidneys with a slight toxicity. It can cure the deficiency of kidney qi, but it should not be consumed for a long period as excessive consumption may cause decreased fertility, exacerbate chronic illnesses, weaken bones and muscles, obstruct blood vessels, and weaken the muscles. For individuals with gold sores, consumption of pork may worsen the condition.

注释：

苏轼所作《猪肉颂》中描述了天下闻名的"东坡肉"的简单做法，引文如下：

净洗铛，少着水，柴头罨烟焰不起。待他自熟莫催他，火候足时他自美。黄州好猪肉,价贱如泥土。贵者不肯食,贫者不解煮,早晨起来打两碗,饱得自家君莫管。

10. 鲤鱼肉(Liyurou, carp, Cyprinus Carpio)

原文:

鲤鱼肉,味甘,平,无毒。主咳逆上气、疸黄;止渴。黄帝云:食桂竟,食鲤鱼肉害人;腹中宿症病者,食鲤鱼肉害人。

英译:

It tastes sweet. It is mild in property and non-toxic. It is used to treat cough and counterflow of qi, jaundice and relieve thirst. According to Huangdi, taking carp together with cassia can be harmful, and consuming carp meat can be detrimental to those with chronic abdominal diseases.

注释:

苏东坡爱吃鱼,曾写下《煮鱼法》一文:

子瞻在黄州,好自煮鱼。其法,以鲜鲫鱼或鲤治斫,冷水下,入盐如常法,以菘菜心芼之,仍入浑葱白数茎,不得搅。半熟,入生姜、萝卜汁及酒各少许,三物相等,调匀乃下。临熟,入橘皮线,乃食之。其珍食者自知,不尽谈也。

文中记录了其煮鱼方法,既简单又实用,至今仍被老百姓采用,据传川菜名菜"水煮鱼"就是在此基础上改良而来。文中还提及好几种食材,在《千金要方·食治》中均有收录记载,如菘菜(即大白菜)、葱、姜、萝卜、酒等。

参考文献

[1] CLIFFORD G. Local Knowledge [M]. 3rd ed. New York: Basic Books, 2000.

[2] ELIZABETH W. Cambridge Advanced Learner's Dictionary [M]. 3rd ed. New York: Cambridge University Press, 2008.

[3] MONA B. In Other Words: A course book on Translation [M]. Beijing: Foreign Language Teaching and Research Press, 2000.

[4] Unschuld P U. Medicine in China: Historical Artifacts and Images [M]. Munich: Prestel, 2000.

[5] Unschuld P U. Huang Di Nei Jing Su Wen Nature, Knowledge, Imagery in an Ancient Chinese Medical Text [M]. Berkeley & Los Angeles: University of California Press, 2003.

[6] Unschuld P U. Huang Di Nei Jing Su Wen: An Annotated Translation of Huang Di's Inner Classic Basic Questions [M]. Berkeley & Los Angeles: University of California Press, 2011.

[7] SABINE W. Venerating the Root part One: Sun Simiao's Bei Ji Qian Jin Yao Fang Vol. 5: Pediatrics [M]. Oregon: Happy Goat Productions, 2013.

[8] SABINE W. Venerating the Root part Two: Sun Simiao's Bei Ji Qian Jin Yao Fang Vol. 5: Pediatrics [M]. Oregon: Happy Goat Productions, 2015.

[9] SABINE W. The Divine Farmer's Classic of

Materia Medica［M］. Oregon：Happy Goat Productions，2017.

［10］VEITH L. The Yellow Emperor's Classic of Internal Medicine［M］. California：University of California Press，1972.

［11］World Health Organization. WHO International Standard Terminologies on Traditional Medicine in the Western Pacific Region［M］. World Health Organization，2007.

［12］埃斯卡皮. 文学社会学［M］. 合肥：安徽文艺出版社，1987.

［13］卞雅莉，范崇峰."食疗"名考［J］. 中国中医基础医学杂志，2018，24（7）：881-883.

［14］蔡元培. 中国伦理学史［M］. 北京：北京大学出版社，2009.

［15］曹洪欣. 海外回归中医山本古籍丛书(第十册)［M］. 北京：人民卫生出版社，2010.

［16］曹明伦. 谈谈译文的注释［J］. 中国翻译，2005，26（1）：88-89.

［17］陈大亮."译入"与"译出"的名实之辨［J］. 外语教学，2023，44（2）：81-85.

［18］董凤娣，王雅琴. 张仲景食疗思想初探［J］. 中医药学报，1993（4）：2-5.

［19］董璐. 传播学核心理论与概念［M］. 北京：北京大学出版社，2010.

［20］方梦之. 翻译中的阐释与注释［J］. 山东外语教学，1993（1）：50-52.

［21］付鹏. 国家图书馆藏稀见孤写本医籍《千金方伤寒论》考述［J］. 宏德学刊，2022（2）：363-378.

［22］谷峰. 水本无华，相荡乃生涟漪——冯友兰翻译思想的当代价值诠释［J］. 外语学刊，2013，4（4）：113-116.

[23] 谷鹏飞."新格义"阐释:西方文学社会学阐释的本土化问题[J].天津社会科学,2023(1):50-57.

[24] 胡文仲.跨文化交际学概论[M].北京:外语教学与研究出版社,1999.

[25] 胡艳.中国文学"走出去"之译介主体模式——以寒山诗和《孙子兵法》在英语世界的成功译介为例[J].广东外语外贸大学学报,2015,26(4):64-69.

[26] 黄英华.朝鲜《医方类聚·妇人门》文献研究[D].北京:北京中医药大学,2020.

[27] 黄友义.从"翻译世界"到"翻译中国":对外传播与翻译实践文集[M].北京:外文出版社,2022.

[28] 黄忠廉.达:严复翻译思想体系的灵魂——严复变译思想考之一[J].中国翻译,2016,37(1):34-39.

[29] 伽达默尔.真理与方法(修订本)[M].洪汉鼎译.北京:商务印书馆,2007.

[30] 姜赫俊.《东医宝鉴》方剂引文与《千金方》原文比较分析[J].安徽中医学院学报,2009,28(2):6-9.

[31] 焦振廉.《备急千金要方》语言风格刍议[J].中医文献杂志,2009,27(5):18-20.

[32] 焦振廉.宋校《备急千金要方》他校探析[J].陕西中医,2012,33(7):911-912.

[33] 柯卉.中韩医学交流史上的《东医宝鉴》[J].韩国研究论丛,2000:405-410.

[34] 李经纬,余瀛鳌,蔡景峰,等.中医大词典[M].2版.北京:人民卫生出版社,2005.

[35] 李鹏程.《食疗本草》:世界上现存最早的食疗专著[N].平顶山日报,2024-04-23(6).

[36] 李时珍.本草纲目[M].北京:中国文联出版社,2016.

[37] 老子.道德经[M].理雅各译.郑州:中州古籍出版社,2016.

[38] 李永安,李亚军.中医翻译二十讲[M].西安:西安

交通大学出版社,2021.

[39] 李玉良. 儒家经典英译中的训诂问题[J]. 山东外语教学,2017,38(4):78-90.

[40] 李约瑟. 李约瑟中国科学技术史第6卷生物学及相关技术第6分册[M]. 刘巍译. 北京:科学出版社,2013.

[41] 李照国. 论中医名词术语的翻译原则[J]. 上海科技翻译,1996,10(3):31-33.

[42] 李照国. 论中医名词术语英译国际标准化的概念、原则与方法[J]. 中国翻译,2008,29(4):63-70+96.

[43] 李照国. 大中华文库黄帝内经·素问[M]. 西安:世界图书出版公司,2005.

[44] 李照国. 大中华文库黄帝内经·灵枢[M]. 西安:世界图书出版公司,2008.

[45] 李照国,吴青,邢玉瑞. 中医文化关键词[M]. 北京:外语教学与研究出版社,2018.

[46] 李振,张宗明. 语义的拨云见日:《黄帝内经素问》译介之训诂学路径考辨[J]. 中华中医药杂志,2019,34(9):3942-3945.

[47] 廖七一. 当代西方翻译理论探索[M]. 南京:译林出版社,2002.

[48] 梁永宣. 朝鲜《医方类聚》的版本流传[J]. 江西中医学院学报,2007(5):47-50.

[49] 刘本善,薛宇宏,王卿娃.《千金方》对日本医学的影响[J]. 中医文献杂志,1995(1):14-16.

[50] 刘黛.《老子》第6章"谷神"阐微[J]. 商丘师范学院学报,2018,34(11):12-17.

[51] 刘军平. 从哲学的名实、言意之辨看中国翻译[J]. 人文论丛,2003:254-266.

[52] 卢传坚.《千金方》版本源流疏理[J]. 广州中医学院学报,1990(3):188-190.

[53] 吕俊. 理论哲学向实践哲学的转向对翻译研究的指导

意义[J].上海外国语大学学报,2003(05):67-74.

[54] 马冬梅,周领顺.翻译批评理论的本土构建——周领顺教授访谈录[J].北京第二外国语学院学报,2020,42(1):57-70.

[55] 马继兴.《千金方》的版本及其保存的古本草著作[J].中医杂志,1983(5):73-77.

[56] 孟诜.食疗本草[M].钱超尘主编,尹德海评注.北京:中华书局,2011.

[57] 钱超尘.宋板《千金要方》是如何流入日本的[J].世界中西医结合杂志,2008(2):63-66.

[58] 曲倩倩,侯茜,康敏."一带一路"中医养生文化旅游产业"走出去"路径研究[J].中医药导报,2019,25(6):6-8.

[59] 曲倩倩.交际翻译视角下中医典籍书名翻译探讨[J].中国中西医结合杂志,2019,39(7):878-880.

[60] 曲倩倩,王治梅,马伦.含数字的中医典籍书名翻译探讨[J].中国中医基础医学杂志,2020,26(2):261-263.

[61] 曲倩倩,王治梅,马伦.中医典籍书名中"方"的翻译[J].中医药导报,2020,26(8):112-113+125.

[62] 曲倩倩,王治梅,马伦.中医典籍书名翻译的"三维"转换[J].西部中医药,2021,34(6):158-160.

[63] 曲倩倩.《黄帝内经》英译的哲学阐释学视角[J].医学与哲学,2021,42(1):77-80.

[64] 曲倩倩.有意误译或无意误译:《备急千金要方》海外译本评析[J].中国中西医结合杂志,2023,43(2):241-245.

[65] 曲倩倩.《备急千金要方》海外节译本的译释研究[J].中医药导报,2024,30(2):203-206+212.

[66] 任东升,高玉霞.国家翻译实践学科体系建构研究[J].中国外语,2022,19(2):4-10.

[67] 石雨.《备急千金要方》医学名物词研究[D].北京:

北京中医药大学,2014.

[68] 史常永.《千金方衍义》评价[J]. 中医文献杂志,
1995(1):5-6.

[69] 世界中医药联合会. 中医基本名词术语中英对照国
际标准[M]. 北京:人民卫生出版社,2008.

[70] 孙吉娟,傅敬民. 译介学生成与发展逻辑[J]. 外国
语(上海外国语大学学报),2023,46(6):89-97.

[71] 苏礼. 孙思邈在国外[J]. 实用中医药杂志,1991
(3):34-36.

[72] 苏礼.《新雕孙真人千金方》考略[J]. 中华医史杂
志,1995(3):175-178.

[73] 苏轼. 东坡养生集[M]. 王如锡辑录. 北京:中华书
局,2011.

[74] 孙思邈. 备急千金要方校释[M]. 李景荣等校释.
北京:人民卫生出版社,2014.

[75] 孙思邈. 千金方 千金翼方[M]. 钱超尘主编. 北京:
中华书局,2013.

[76] 谭福民,杨澜. 国家翻译实践的对外译介主体行为研
究:特征与模式[J]. 宁波大学学报(人文科学版),
2023,36(6):61-66.

[77] 屠国元. 翻译中的文化移植——妥协与补偿[J]. 中
国翻译,1996,17(2):9-12.

[78] 王采薇,邢玉瑞. 基于语料库方法的《千金方》语言
特征研究[J]. 陕西中医药大学学报,2019,42(2):
9-11.

[79] 王东风. 文化缺省与翻译中的连贯重构[J]. 上海
外国语大学学报,1997(6):56-61.

[80] 王尔亮. 中医药典籍外译与接受过程中的问题与策
略研究[J]. 中华中医药杂志,2021,36(6):3664-
3667.

[81] 王继慧. 中医药典籍《黄帝内经》书名英译探讨[J].
辽宁中医药大学学报,2011,13(9):161-165.

[82] 王强. 中国古代名物学初论[J]. 扬州大学学报(人文社会科学版),2004,8(6):53.

[83] 王塑. 中医药古典文献名称英译研究[D]. 北京:北京中医药大学,2014.

[84] 王翔,王彬. 中医典籍中无形之象翻译的问题与对策[J]. 中国中西医结合杂志,2018,38(6):745-747.

[85] 王旭.《千金方》何时传到日本[J]. 陕西中医学院学报,1982(3):53.

[86] 王银泉,徐鹏浩. 中医典籍译介与中医药文化国际传播模式新探[J]. 外国语文研究,2020,6(3):86-94.

[87] 魏迺杰. 英汉汉英中医词典[M]. 长沙:湖南科学技术出版社,1996.

[88] 吴连胜,吴奇译. 黄帝内经(汉英对照)[M]. 北京:中国科学技术出版社,1997.

[89] 武玉梅. 以人名名地及以地名名人现象探议[J]. 中国地名,1999(2):41-43.

[90] 肖平. 中医典籍书名的翻译[J]. 湖南中医药大学学报,2007,27(1):65-67.

[91] 谢天振. 译介学:理念创新与学术前景[J]. 外语学刊,2019(4):95-102.

[92] 谢天振. 译入与译出——谢天振学术论文暨序跋选[M]. 北京:商务印书馆,2020.

[93] 谢天振. 中国文学走出去:问题与实质[J]. 中国比较文学,2014(1):1-10.

[94] 谢天振. 译介学[M]. 上海:上海外语教育出版社,1999.

[95] 谢天振. 译介学概论[M]. 北京:商务印书馆,2020.

[96] 谢天振. 新时代语境期待中国翻译研究的新突破[J]. 中国翻译,2012,33(1):13-15.

[97] 辛红娟,马孝幸,吴迪龙. 杨宪益翻译研究[M]. 南京:南京大学出版社,2018.

［98］许多,许钧.中国典籍对外传播中的"译出行为"及批评探索——兼评《杨宪益翻译研究》[J].中国翻译,2019,40(5):130-137.

［99］许钧.译介学的理论基点与学术贡献[J].中国比较文学,2021(2):14-19.

［100］许慎.说文解字[M].汤可敬,译注.北京:中华书局,2018.

［101］严永清.中药辞海[M].北京:中国医药科技出版社,1996.

［102］袁湘生."误译"还是"误判"?——典籍误译批评的几个误区[J].外语与翻译,2019,26(3):53-57.

［103］岳峰.意识与翻译[M].北京:北京大学出版社,2018.

［104］张凌燕.《东医宝鉴》九成内容是中医[N].中国中医药报,2009-09-30(3).

［105］张璐.千金方衍义[M].北京:中国中医药出版社,1995.

［106］张西平.从译入到译出:谢天振的译介学与海外汉学研究[J].中国比较文学,2021(2):20-30.

［107］张仲景.伤寒论[M].罗希文英译.北京:新世界出版社,2007.

［108］张仲景.金匮要略[M].罗希文英译.北京:新世界出版社,2007.

［109］张仲景.金匮要略[M].刘希茹今译,李照国英译.上海:上海三联书店,2017.

［110］曾凤.《千金要方》备急本与新雕本方剂文献异同考[D].北京:北京中医药大学,2006.

［111］中医药学名词审定委员会.中医药学名词(2004)[M].北京:科学出版社,2005.

［112］周领顺,任俊.译出态度与译者行为——以本土译者汉语乡土语言译出实践为例[J].山东外语教学,2020,41(4):102-109.

后记

本书首先向中国译介学的先驱谢天振先生致敬。

"安得广厦千万间，大庇天下寒士俱欢颜"，本书得以出版还要感谢教育部人文社会科学研究项目"孙思邈《备急千金要方》海外翻译研究"（项目批准号：21YJC740041）经费资助。

感谢我的家人，感谢他们的温暖陪伴、信任关怀，给我属于"我的一间屋"。感谢西北大学的老师，有的老师虽素未谋面，但只看文本就不吝肯定与鼓励，有的老师像灯塔一样引领我走向文学和哲学，教我通往求真求善求美的大道。

道法自然。从事孙思邈及其《千金要方》研究，所获颇丰。从其"人命至重""大医精诚"的入世"仁心"，到隐居秦岭、淡泊名利的出世"真人"，无论是普济世人的《千金要方》，还是滋养福禄的食疗养生，都体现出中国传统文化绵延不绝、继往开来的文化传承思想。孙思邈还在书中写道："……夭寿大略可知也，亦犹梅花早发不睹岁寒，甘菊晚成终于年事，是知晚成者，寿之兆也。"其主张"大器晚成"，避免"急功近利""机敏太过"的思想对当今社会仍然发挥着"现实关照"的重要意义。

孔子曰:"《诗》,可以兴,可以观,可以群,可以怨;迩之事父,远之事君;多识于鸟兽草木之名。"鸟兽草木不只让人博物广知,在中医学上更有食疗养生之功用。释鸟兽草木之名时,本书还引用了《东坡养生集》辑录的东坡先生所写文赋有关食疗相关条目,令人感动于他虽遭贬谪但甘于尘味、乐观豁达的处世哲学。另外,本书第五章第三节中"《备急千金要方》食疗名物译介实践"汉语版食疗名物名称及"原文"部分所使用的底本是钱超尘先生主编,沈澍农、钱婷婷评注的《千金方 千金翼方》(中华书局 2013 年出版,2016 年 3 月重印)。这也是本书作者曲倩倩 2020 年承担的陕西省社会科学基金项目"孙思邈《千金方》食疗名物译释方法研究"(立项号:2020K015)的研究成果。

感谢许多老师大公无私、不求回报的帮助,不一一列举但都铭记于心。还要感谢陕西中医药大学学科办"中医翻译学科创新团队建设计划(2019—PY05)"以及中医翻译团队给予的支持,感谢科技处老师不辞辛劳、出谋划策,感谢两位作者李永安教授和李亚军教授,他们是我自入职单位到从事中医典籍研究的领路人,在对文稿的英文翻译审校和医古文理解上帮我严格把关。感谢人民卫生出版社和编辑高度严谨、专业的编校,使书稿得以顺利出版。书稿撰写常常"叩寂寞以求音",有时到鸡鸣时分仍难以入睡,也愿天下科研人都能被时光温柔以待。

　　中医翻译做起来有一定的难度,对于某些术语或者表达,查遍各种文献仍难以准确把握古文的言简意奥,又兼个人学识有限,理解难免偏颇,恳请学界同仁不吝赐教,共同促进《备急千金要方》的对外译介,为实现中华民族伟大复兴大业尽绵薄之力。

曲倩倩

2024 年夏